**Mentaltraining gegen
chronische Rückenschmerzen!**

Rücken-Braining® –
eine alternative Heilmethode

*... gewidmet allen Menschen,
die aktiv Verantwortung
für ihre Gesundheit übernehmen!*

Wolfgang Scheiber

Mentaltraining gegen chronische Rückenschmerzen!

Rücken-Braining® – eine alternative Heilmethode

Mit einem Fachbeitrag
von Dr. med Volker Stolzenbach

und einem Geleitwort
von Prof. Dr. med Gerhard Uhlenbruck

Bibliografische Information Der Deutschen Bibliothek
Die Deutsche Bibliothek verzeichnet diese Publikation in der Deutschen
Nationalbibliografie; detaillierte bibliografische Daten sind im Internet
über http://dnb.ddb.de abrufbar.

Umschlagdesign, Satz, Herstellung und Verlag: Books on Demand GmbH,
Norderstedt
ISBN 3-8334-0788-3

Inhalt

Geleitwort
von Prof. Dr. Gerhard Uhlenbruck

Die Entwicklung des Menschen scheint sich vom aufrechten Gang hin zum aufrechten Sitzen zu bewegen, wobei gerade die Bewegungslosigkeit zum Problem wird. Die Folge sind nicht selten akute und chronische Rückenschmerzen. Erstere kann man diagnostisch und therapeutisch angehen, bei Letzteren haben Mediziner und Physiotherapeuten so ihre Schwierigkeiten. Folgerichtig ergab sich für den Autor aufgrund seiner langjährigen Erfahrungen die Frage: Kann man das Kreuz mit dem Kreuz nicht auch mental beeinflussen, um den Teufelskreis des Dauerschmerzes zu durchkreuzen?

Schon der Volksmund weiß seit je her: Es schmerzt der Rücken, er kann sich nicht bücken. Diese Bewegungseinschränkung kann ein großes Handicap darstellen und eine wesentliche Beeinträchtigung der Lebensqualität bedeuten. Andererseits kann ein schöner Rücken entzücken, und nicht nur den, der ihn hat. Aber ein schmerzhafter Rücken kann alles andere als beglücken, und so verwundert es nicht, dass auch psychoneuroimmunologische Aspekte in diesem Buch angesprochen werden. Denn auch dem Immunsystem könnte er schaden, weil chronischer Schmerz nicht zuletzt eine Form von Stress ist, von den damit verbundenen Schlafstörungen ganz abgesehen, der sich auf die Immunabwehr negativ auswirken kann.

Aber nicht nur darum geht es in diesem aus der Praxis für die Praxis geschriebenen Buch: Anschaulich und spannend in Romanform (!) dialogisiert will der Autor vor allem motivieren, indem er Hilfe zur Selbsthilfe über die „mentale Schiene" in seinem Seminarbericht anbietet. Das erscheint plausibel und sinnvoll: Chronischen Schmerz auch vom Kopf her zu begreifen und auf diese Weise in den Griff zu bekommen. Die Kombination von psychologischem Ansatz und wirkungsvollem Muskeltraining hat sich ihm in jahrelanger Erfahrung bewährt. Schließlich sind langdauernde Rückenbeschwerden nicht gerade selten in der täglichen Praxis, wobei Bewegungsarmut, Verspannungen, Fehl- und Schonhaltungen (Schmerz-vermeidungsverhalten) an der Tagesordnung sind.

Ideal wäre eine interdisziplinäre Therapie, die aber heute nicht für jeden möglich ist, schon aus örtlichen, zeitlichen und Kostengründen. Anlass genug für den Autor, seine Methode auf zwei Beine zu stellen: Psychologische Bahnung der Schmerzreduktion und gezieltes Muskeltraining, keinen Crash-Kurs, sondern eine Anleitung auch zu täglichen „Hausaufgaben", zu denen der Patient didaktisch nicht ungeschickt hingeführt wird, denn das Ganze muss ja auch Spaß machen. Wichtig ist, dass psychische Blockaden gelockert und gelöst werden, Verkrampfungen entspannt und das „Rückgrat gestärkt wird".

Gerade wenn man sich die vielen Analogien zwischen Rückgrat und Rücken einmal vor Augen führt (vom Kopf hängen lassen bis zu gebeugter Trauerhaltung), dann scheint einem die Bedeutung eines mentalen Rückentrainings gar nicht so abwegig zu sein. Jedenfalls kommt man nach dieser Lektüre zu der Erkenntnis, dass sich der hier aufgezeigte Weg lohnen könnte. Und die medizinische Wissenschaft freut sich ohnehin über jede ergänzende und praktisch brauchbare Methode im Hinblick auf diese Problematik.

Köln, im Februar 2004   Prof. Dr. med. Gerhard Uhlenbruck

Prof. Dr. med. Gerhard Uhlenbruck absolvierte nach seinem Medizinstudium eine Ausbildung in Immunbiologie in London und Cambridge, war Abteilungsleiter am Max-Planck-Institut für Hirnforschung in Köln und ist emeritierter Direktor des Instituts für Immunbiologie an der Universität Köln. Für sein soziales und politisches Engagement wurde er 1995 mit dem Bundesverdienstkreuz 1. Klasse am Band durch Bundespräsident Roman Herzog ausgezeichnet.

8

Vorwort

Meine ersten Erfahrungen mit dem Phänomen „chronischer Rückenschmerz" konnte ich bereits vor über zwanzig Jahren sammeln. Ich hatte ein Gesundheitszentrum eröffnet, bei dem gesundheitsorientiertes Fitnesstraining speziell für die Altersgruppe 40+ im Vordergrund stand. Unter den ersten Mitgliedern waren Frauen und Männer, die bei der Eingangsuntersuchung angaben, seit vielen Jahren unter chronischen Rückenbeschwerden zu leiden. Schon nach wenigen Wochen waren viele davon nahezu beschwerdefrei oder hatten zumindest die Dosis ihrer Medikamente deutlich reduzieren können. Allerdings musste ich manchmal auch die völlig gegenteilige Wirkung miterleben: Bereits das erste Training löste eine Schmerzattacke aus.

Aufgrund meines Sportstudiums wusste ich, dass beide Wirkungen nicht ursächlich mit dem körperlichen Training in Verbindung zu bringen waren. Die erzielten „Spontanheilungen" konnten nicht dem körperlichen Training zugeschrieben werden; denn auch der beste Trainingsplan erzielt nach nur wenigen Trainingstagen noch keinen nennenswerten Muskelaufbau. Genauso wenig war bei den Negativfällen das Training der eigentliche Grund – wurden doch ganz bewusst keine Übungen durchgeführt, die eine eventuell geschädigte Wirbelsäule in irgendeiner Form belasten konnten.

Da ich zudem Psychologie studiert habe, lag es nahe, die Ursachen im psychosomatischen Bereich zu recherchieren. Die relevante Fachlektüre war zur damaligen Zeit vorwiegend nur in amerikanischen Fachzeitschriften zu finden, wobei es die heute übliche Wissensplattform Internet noch gar nicht gab. Dementsprechend waren im Laufe der ersten Jahre die Informationsquellen dürftig und meine Erfahrungen mussten mehr oder weniger im eigenen Feldstudium gewonnen werden.

Infolge der Ausweitung meines beruflichen Betätigungsfeldes – ich hatte mich zwischenzeitlich verstärkt dem Persönlichkeitstraining zugewandt – verknüpfte ich dann beide Themenbereiche. Zu Anfang testete ich bei meinen Rückenpatienten die Persönlichkeitstechniken vorwiegend in der Einzeltherapie, wobei ich die daraus gewonnenen Erkenntnisse in meinen Trainerausbildungen weitergab. Erst vor einigen Jahren entstand die Idee, ein Gruppentherapiekonzept zu entwickeln. Bereits die ersten Pilotprojekte brachten erstaunlich gute Ergebnisse. Im Lauf von drei Jahren wurde das Konzept immer runder, und ich begann, unter der Bezeichnung „WSD-Rücken-Braining®" entsprechende Seminarleiter auszubilden.

Das nun vorliegende Buch, liebe Leserinnen und Leser, beinhaltet Auszüge aus dem sechswöchigen Seminar, das bereits viele hundert Teilnehmer absolviert haben. Durchweg alle sind verblüfft, dass derartige Erfolge in solch kurzer Zeit erzielbar sind. Auch Sie können mit diesem Buch aktiv Ihren chronischen Rückenbeschwerden entgegentreten!

Möglicherweise wird der eine oder andere Therapeut Ihr Vorhaben belächeln, weil er sich nicht vorstellen kann, dass es auch Alternativen zu kostspieligen und zeitaufwändigen Maßnahmen geben kann. Lassen Sie sich von solchen Äußerungen nicht irritieren – Rücken-Braining® funktioniert! Entscheiden Sie selbst, ob Sie die Zeit von nur sechs Wochen für einen Test investieren wollen. Setzen Sie diese Zeit in Relation zu den aufwändigen Maßnahmen, die Sie bislang in den verschiedensten Wartezimmern verbracht haben.

Das vorliegende Buch weist im Vergleich zu herkömmlichen Fachbüchern zwei Besonderheiten auf: Zunächst ist es als so genanntes Seminarbuch konzipiert, das heißt, Sie erarbeiten und vertiefen das Thema anhand konkreter Übungen ähnlich wie in einem „richtigen" Seminar. Diese neue Fachbuchgattung bietet den Vorteil, dass Sie sowohl Ihren „Seminartag" als auch das Lerntempo selbst bestimmen können. Allerdings wird ein gewisses Maß an Selbstdisziplin vorausgesetzt – und wie mir Experten aus dem Verlagsbereich mitgeteilt haben, werden Fachbücher im Vergleich zu Romanen nicht immer zu Ende gelesen.

Daher habe ich, um Ihre Motivation bis zum Schluss hochzuhalten, versucht, eine neue Fachbuchgattung zu kreieren: Der Seminarinhalt ist weitgehend in Romanform geschrieben, was nicht nur stärker zum „Dranbleiben" motiviert, sondern mir auch die Möglichkeit verschafft, aus meinen Seminaren erlebte Episoden und Verhaltensänderungen einzubringen. Außerdem wird sich manche Leserin beziehungsweise mancher Leser aufgrund eigener Erfahrungen mit meinen Romanfiguren besonders gut identifizieren können.

Natürlich habe ich alle Namen verändert, aber die Kommentare und Aussagen sind, soweit es meine Erinnerung zulässt, fast wörtlich wiedergegeben. Möglicherweise wird Ihnen die eine oder andere Verhaltensänderung, die Sie bei den Romanfiguren miterleben, unrealistisch erscheinen. Lesen Sie deshalb in diesem Zusammenhang auch die Ausführungen von Dr. med. Volker Stolzenbach, der Ihnen ab Seite 135 aufzeigt, weshalb derartige Fortschritte durchaus in solch kurzer Zeit erzielbar sind.

Mit diesem Buch können Sie sich somit einer fiktiven Seminargruppe anschließen! Immer wenn im Roman die Seminarleiterin ihre Teilnehmer zu bestimmten Übungen auffordert, absolvieren Sie diese parallel und vergleichen Ihre Ergebnisse mit denen der Romanfiguren.

Natürlich können Sie den Roman auch zunächst in einem Zuge durchlesen und erst anschließend mit Ihrem autodidaktischen Seminar beginnen. Am besten legen Sie dazu für den Zeitraum von sechs Wochen einen bestimmten Tag pro Woche fest, an dem Sie jeweils ein Kapitel nochmals intensiv durcharbeiten – inklusive der entsprechenden Übungsaufgaben. Wichtig ist darüber hinaus, dass Sie parallel zu den mentalen Übungen täglich Ihr körperliches Aufbautraining absolvieren. In Teil 2 des Buches (ab Seite 113) erhalten Sie eine Anleitung für Ihr sportliches Begleitprogramm.

Vielleicht aber hat Sie das erste Durchlesen auch dazu motiviert, an einem Rücken-Braining®-Seminar „life" teilzunehmen, um von dem wichtigen „Wir-Gefühl" zu profitieren, das nur in einer Gruppe entstehen kann. Sprechen Sie hierzu Ihren Physiotherapeuten oder Heilpraktiker an. Verschiedene Institutionen bieten diesen Berufsgruppen eine Zusatzausbildung zum Rücken-Braining®-Seminarleiter an; unter anderem auch der VPT (Verband Physikalische Therapie – Vereinigung für die physiotherapeutischen Berufe e.V.).

Ich wünsche Ihnen viel Spaß bei der Lektüre und viel Erfolg beim Umsetzen der Seminarinhalte.

Wolfgang Scheiber   Sersheim, Januar 2004

Teil 1

Mit Rücken-Braining® zu einem schmerzfreien Rücken!

Mit Rücken-Braining®
zu einem schmerzfreien Rücken!

Machen Sie mit bei unserem sechswöchigen Seminar!
Schließen Sie sich unserer *fiktiven* Seminargruppe an!

Diese Ziele erwarten Sie am Ende des Seminars:
- Ihre körperliche Leistungsfähigkeit hat sich enorm verbessert.
- Sie gewinnen neuen Schwung und Energie!
- Sie bekommen wieder Lust auf Freizeitaktivitäten und genießen Ihren Zugewinn an Lebensqualität!

Die Seminargruppe: Ihre Seminarleiterin heißt Beate und ist staatlich geprüfte Physiotherapeutin. Im Seminar nehmen außer Ihnen noch sechs weitere Personen teil. Alle leiden seit langem unter chronischen Rückenbeschwerden und sind – bis auf eine Teilnehmerin – sehr optimistisch eingestellt. Lediglich Helga ist pessimistisch. Lesen Sie zunächst, wie Helga reagiert hat, als ihre Tochter das Seminar empfohlen hat.

Am Ende eines anstrengenden Tages ...

Noch zwei Hemden, denke ich, während ich versuche, den störrischen Kragen der Bluse glatt zu bügeln, dann muss ich dringend eine Pause machen. Alles werde ich heute sowieso nicht schaffen, denn seit gestern plagen mich wieder fürchterliche Rückenschmerzen. Die ganze Nacht konnte ich kaum ein Auge zumachen.

"Geh doch nachher zum Arzt und lass dir Massagen verschreiben", lautete heute Morgen beim Frühstück

Chronische Rückenschmerzen lassen selbst viele Haushaltsarbeiten zur Qual werden.

15

der gut gemeinte Ratschlag meines Ehemannes. Aber erstens habe ich keine Zeit, wieder stundenlang im Wartezimmer zu sitzen, und außerdem bringen mir die Massagen auch nicht mehr annähernd so viel wie früher. Manchmal komme ich mir vor, als ob ich zwanzig Jahre älter wäre. Dabei sind es noch drei Jahre bis zu meinem fünfzigsten Geburtstag. Wenn ich meine Fotoalben von früher durchblättere und die Fotos von unseren Turn-wettbewerben betrachte, bei denen ich immer eine der Besten war, dann kann ich es kaum glauben, dass jetzt Sport für mich absolut passé sein soll. Selbst die Rad-touren, die unser Freundeskreis an den Wochenenden unternimmt, sind für mich zu beschwerlich. Dafür findet dann bei uns zu Hause die abschließende Kaffeerunde statt, die natürlich ich vorbereiten darf. Schließlich habe ich ja den ganzen Tag Zeit und sonst nichts zu tun!

Während ich mich in Gedanken zunehmend bemit-leide, unterbricht mich Nadine, meine siebzehnjährige Tochter, die gerade die Post hereinbringt.

„Mutti, das wär doch vielleicht was für dich!", sagt sie und reicht mir einen Werbeprospekt.

„Rücken-Braining® – mentales Trainingsprogramm gegen chronische Rückenschmerzen!" sticht mir als Überschrift ganz groß ins Auge. Die Fotos von Frauen und Männern unterschiedlichsten Alters bei verschiede-nen sportlichen Betätigungen, wie Wandern, Rad fahren, Tennis spielen usw., sollen ganz offensichtlich den Erfolg dieses Programms signalisieren.

„Schön wär's!", antworte ich meiner Tochter. „Aber das ist so wie bei der Werbung für Diätpillen. Papier ist geduldig und bringen tut's ja eh nichts. Denk nur an Tante Charlotte, die bereits ein Vermögen für derartige

---

Chronische Rückenbeschwer-den reduzieren nicht nur die Belastungsfähig-keit im Alltag, sondern auch die Freizeitaktivitäten.

Rücken-Braining® ist ein Kunst-wort, das sich zu-sammensetzt aus **Brain** (= Geist, Gehirn) und Train**ing**. Diese Wortschöpfung verweist damit bereits auf den *ganzheitlichen* The-rapieansatz.

Wundermittelchen ausgegeben hat und von Jahr zu Jahr immer dicker wird!"

„Ja, ich weiß, trotzdem könntest du dir nähere Informationen zuschicken lassen. Die gibt's kostenlos. Vielleicht steckt ja doch etwas Brauchbares dahinter. Hey, Mama, wär doch super, wenn dadurch deine Rückenschmerzen beseitigt werden könnten. Und außerdem bräuchte ich dann nicht immer so ein schlechtes Gewissen haben, wenn du meine Wäsche bügelst", schmunzelt Nadine.

„Ja, glaubst du denn, dass ein solches Programm Wunder vollbringen kann? Erinnere dich, dass ich schon bei zig Spezialisten war. Letztendlich sagen alle, dass ich mehr oder weniger gesund sei. Dann erzählen sie mir in ihrem Fachchinesisch von einem „Schmerzgedächtnis" und von irgendwelchen Mustern, die sich im Gehirn gebildet hätten. Die glauben doch alle, ich bilde mir die Schmerzen nur ein! Die müssten mal – und sei es nur für einen Tag – mit mir tauschen, dann würden sie nicht so daherreden." Frustriert und desillusioniert, habe ich die letzten Worte nur zu meinem Bügeleisen gesprochen, denn Nadine hängt wieder an ihrem Handy.

Weil oftmals keine organischen Ursachen feststellbar sind, resignieren viele Schmerzpatienten und meinen, für sie gäbe es keine Heilung.

Schmerzforscher sind überzeugt:
Chronische Schmerzen können nur dann erfolgreich behandelt werden, wenn die Therapie *auf mehreren Ebenen gleichzeitig* erfolgt. Da bei fast jedem Menschen Abnutzungserscheinungen der Wirbelsäule festzustellen sind, gehen nahezu alle klassischen Therapieansätze nur auf diesen Bereich ein. Das heißt: Mit mehr oder weniger umfangreichen Gymnastikübungen wird versucht, die Rückenmuskulatur zu kräftigen,

um dadurch der „angeschlagenen" Wirbelsäule einen besseren Halt zu geben. Zumeist wird dieses Training frühzeitig abgebrochen, weil die Schmerzen gerade dadurch aktiviert werden.

Bereits auf dem Deutschen Schmerzkongress 2001 in Berlin wurden diese einseitigen Therapien kritisiert: „... psychologische Faktoren werden außer Acht gelassen", so Dr. Michael Strumpf vom Universitätsklinikum Bochum. Zur erfolgreichen Schmerztherapie gehören immer auch „... Umgang mit Stress, Sport und Entspannungsverfahren", verlangt Dr. Paul Nilges vom DRK-Schmerzzentrum Mainz (Stuttgarter Nachrichten, Oktober 2001).

Das Problem bei chronischen Schmerzen liegt darin, dass die anfängliche Ursache (beispielsweise ein schon lange zurückliegender Bandscheibenvorfall) bereits behoben ist; jedoch der Schmerz im damaligen akuten Stadium eine *Gedächtnisspur* im Gehirn hinterlassen hat. Dieses so genannte Schmerzgedächtnis ist hoch sensibel und kann durch körperliche, psychische und soziale Faktoren sowohl verstärkt als auch ausgelöst werden. Da sich im Mandelkern (Amygdala) des menschlichen Gehirns Strukturen befinden, die sowohl an der Schmerz- als auch an der Angstentstehung beteiligt sind, können auch Ängste verschiedenster Art dieses Schmerzgedächtnis aktivieren und zusätzlich noch intensivieren.

Ihr erster Seminartag

Das lernen Sie heute:
- Wie chronische Rückenschmerzen entstehen,
- weshalb allein schon Gedanken die Schmerzen auslösen können und
- wie Sie mit Mentalübungen gegenwirken können.

**Die Seminarleiterin Beate hat die Teilnehmer be-
grüßt. Auch Helga ist dabei, wenngleich sie ihre
Bedenken noch nicht ganz ablegt hat ...**

Ich werfe einen Blick in die Runde und schaue mir meine
Leidensgenossen an, die sich wie ich für das sechswöchige Rücken-Braining®-Seminar eingeschrieben haben.
Eigentlich bin ich nicht freiwillig hier, vielmehr haben es
mir meine Kinder Nadine und Frank zum Geburtstag
geschenkt!

Nach wie vor glaube ich nicht, dass es etwas bringt.
Aber wie mein Sohn Frank so treffend bemerkt hat:
„Mutti, Hauptsache du kommst mal wieder unter Leute
und hast einen Tapetenwechsel!"

Unsere Seminarleiterin hat sich als Beate Weber vorgestellt, von Beruf Physiotherapeutin und ausgebildete Rü-
cken-Braining®-Seminarleiterin. Wir sind gerade mitten in
der Begrüßungsrunde und mir fällt angenehm auf, dass ich
offensichtlich mit meinem Leidensweg nicht alleine daste-
he. Auch alle anderen haben schon zahlreiche Fachärzte
konsultiert, in der Regel mit dem gleichen Ergebnis: Es
wurde viel getan, aber nichts hat geholfen. Am Ende hieß

es zumeist: „Mit diesen Schmerzen müssen Sie sich leider abfinden!"

Auf den ersten Blick macht Beate einen sympathischen Eindruck, vor allem hört sie zu und scheint zu wissen, wovon wir sprechen.

„Gut, dann möchte ich einmal aufzeigen, was es mit dem so genannten Schmerzgedächtnis auf sich hat. Dieser vom Arzt erwähnte Begriff hat offensichtlich einige Irritationen verursacht." Mit diesen Worten steht Beate auf und schaltet den Overhead-Projektor ein.

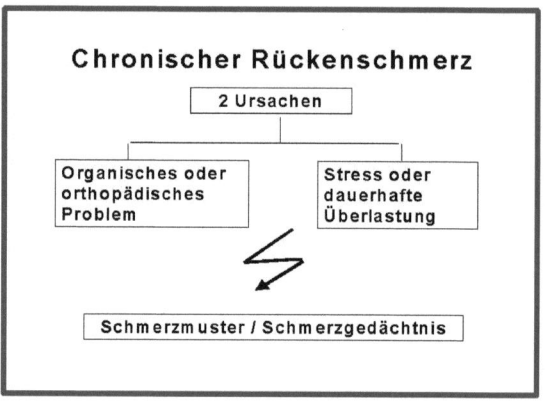

Zwei verschiedene Ursachen können zu chronischen Rückenschmerzen führen.

„Zunächst einmal sind es zwei grundlegende Ursachen, die zu einem solchen Schmerzgedächtnis führen können. Bei einigen von euch war ein Bandscheibenvorfall die eigentliche Schmerzursache, mit damals offensichtlich so starken Schmerzen, dass sie sich im Gedächtnis regelrecht eingebrannt haben. Diese intensive Prägung hält selbst dann noch an, wenn der Bandscheibenvorfall bereits völlig ausgeheilt ist! Das kann man sich in etwa wie beim Phantomschmerz vorstellen, bei dem das

Erste mögliche Ursache: ein gravierendes organisches Problem (z.B. Bandscheibenvorfall).

20

amputierte Glied auch Jahre danach noch Schmerzen bereiten kann."

„Aber bei mir wurde noch nie eine Erkrankung der Wirbelsäule festgestellt", wirft meine Sitznachbarin ein, die sich in der Begrüßungsrunde als Ingrid vorgestellt hat.

„Ja, es gibt noch eine zweite mögliche Ursache, bei der sich ein Schmerzgedächtnis entwickeln kann. Du sagtest ja vorhin, dass deine Rückenschmerzen mehr oder weniger zu dem Zeitpunkt begonnen haben, als du Büroleiterin geworden bist und fast täglich Überstunden absolvieren musstest. Die vielen Stunden am PC stellen für deinen Rücken eine dauerhafte Belastung dar. Dazu kommt möglicherweise noch der zusätzliche Stress, bedingt durch die größere Verantwortung in deiner Position!"

Zweite mögliche Ursache: Stress oder dauerhafte Überlastung.

„Aber meine Arbeit macht mir doch Spaß", antwortet Ingrid und spielt nervös mit ihrem Kugelschreiber.

„Das glaube ich dir schon, aber das stundenlange Sitzen am Schreibtisch ist eine sehr einseitige Dauerbelastung für den Körper. Und da du keinen Ausgleichssport betrieben hast, reagiert dein Körper ebenfalls mit Schmerzen. Schmerz hat nämlich auch die wichtige Funktion eines Warnsignals. Dein Körper will dich auffordern, endlich etwas dagegen zu tun. Ich möchte euch dazu ein Beispiel aufzeichnen."

Auch leichte Belastungen wie PC-Arbeit können auf Dauer den Rücken überlasten, wenn nicht mit Ausgleichssport oder Dehnübungen gegengewirkt wird.

Während Beate auf der Tafel eine Wiese skizziert, gibt sie folgende Erläuterung: „Wir stellen uns jetzt einmal vor, dass jeder Grashalm einer Gehirnzelle entsprechen würde. Allein in unserem Gehirn haben wir zirka hundert Milliarden Nervenzellen. Läuft jetzt ein Kind über diese Wiese, knicken die Grashalme um. Im

Regelfall stellen diese sich aber nach einigen Stunden wieder auf.

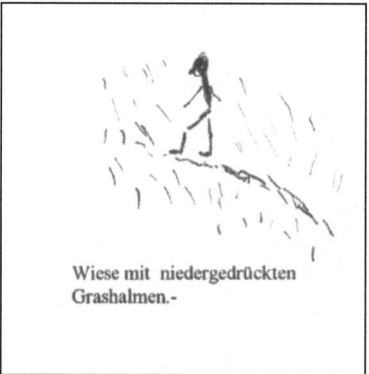

Wiese mit niedergedrückten Grashalmen.-

Die Entstehung eines Schmerzgedächtnisses kann man mit der Entstehung eines Trampelpfades auf einer Wiese vergleichen.

Ähnliches gilt für unsere Gehirnzellen. Bei einer leichten Verletzung werden entsprechende Gehirnzellen durch den Schmerz zwar aktiviert, aber wenn die Verletzung schnell verheilt, dann prägt sich dieser Schmerz nicht in unser Gehirn ein." Beate schaut in die Runde und vergewissert sich, dass wir ihr gedanklich folgen können.

Gravierende Schmerzen können sich im Gehirn einprägen (= Schmerzgedächtnis).

„Kommen wir nochmals auf unser Beispiel mit der Wiese zurück. Fährt nun ein Traktor darüber, zieht er so tiefe Spurrillen, dass sich die Gräser möglicherweise gar nicht mehr aufrichten. Das ist vergleichbar mit einem Bandscheibenvorfall, der so gravierende Schmerzen auslöst, dass sich diese in unser Gedächtnis fest einbrennen.

Obwohl die frühere Ursache für das Schmerzgedächtnis schon ausgeheilt ist, *sind die Schmerzen dennoch real!!!*

Wie die Traktorspuren noch Tage später auf der Wiese zu sehen sind, so hat sich im Gehirn dieser Schmerz fest eingeprägt, weshalb man auch von einem so genannten Schmerzgedächtnis spricht."

„Jetzt kann ich mit diesem Begriff etwas anfangen", sagt Christa. „Bislang habe ich immer geglaubt, mein

Arzt will mir damit andeuten, ich sei eine Simulantin!" Christa ist von Beruf Lehrerin und muss sich zu ihrem Leidwesen häufig in ihrer Klasse vertreten lassen, weil ihre in immer kürzeren Abständen auftauchenden Schmerzattacken von Mal zu Mal intensiver werden und zusehends länger andauern.

„Aber wie ist das bei mir?", fragt Ingrid fast schon ungeduldig.

„In deinem Fall, Ingrid, sind es zwar nur relativ leichte Schmerzen, doch – um dies abermals auf unser Beispiel mit der Wiese zu übertragen – wenn das Kind immer wieder genau auf derselben Stelle über die Wiese geht, kann ebenfalls ein Trampelpfad entstehen. Das heißt: Auch relativ leichte Schmerzen können im Laufe der Zeit zu einem dauerhaften Schmerzgedächtnis führen."

Auch leichte Schmerzen können auf Dauer ein Schmerzgedächtnis entstehen lassen.

Wie entsteht ein Schmerzgedächtnis?

Ein Schmerzgedächtnis entsteht, wenn sich der Schmerz im Gehirn so fest eingeprägt hat, dass sich eine so genannte neuronale Straße bildet – ähnlich dem Trampelpfad auf einer Wiese. Als neuronale Straße bezeichnet man die Verknüpfung von einzelnen Nervenzellen (= Neuronen).

Eine bekannte Form des Schmerzgedächtnisses ist der Phantomschmerz, bei dem der Patient oft noch jahrelang sein amputiertes Glied „spürt" und darin Schmerzen empfindet.

Diese Pfadbildung im Gehirn kann bereits bei einem Ereignis erfolgen, wenn dieses außergewöhnlich starke Schmerzen hervorgerufen hat (beispielsweise während eines Bandscheibenvorfalles). Jedoch können auch weniger starke Schmerzen, wenn diese immer wieder auftreten, auf die Dauer zu einem derartigen Schmerzgedächtnis führen.

Hat es sich erst gebildet, verliert der Schmerz seine normale Warnfunktion.

„Aber ich habe auch Schmerzen, wenn ich am Wochenende meinen Haushalt in Ordnung bringe!", wirft Ingrid hartnäckig ein.

„Jetzt kommt noch etwas ganz Entscheidendes hinzu", erklärt Beate. „Wenn jemand häufig Rückenschmerzen hat, wird sich diese Person logischerweise schonen. Schließlich will man sich nicht aus Versehen falsch belasten und eine Schmerzattacke provozieren. Was passiert aber mit unserer Muskulatur, wenn wir unseren Körper weniger beanspruchen?"

Aus Sorge, die körperliche Belastung würde den Rücken überfordern, werden körperliche Tätigkeiten weitgehend vermieden.

„Die Muskeln verkümmern relativ schnell", meldet sich Hans, einer unserer zwei männlichen Seminarteilnehmer. „Wenn ich mir vorstelle, welche Arbeiten ich noch vor zehn Jahren in meinem Garten alleine bewältigt habe – und heute muss ich bei fast jeder Kleinigkeit meinen Sohn um Hilfe bitten! Manchmal komme ich mir mit meinen dreiundvierzig Jahren bereits wie ein alter Mann vor!"

Diese Schonhaltung lässt die Muskulatur verkümmern.

Bereits leichte Belastungen führen dann schon zu einer Überlastung.

Beate nickt mitfühlend. „Und wenn die Muskulatur verkümmert ist, können selbst kleinere Belastungen, wie beispielsweise Frühjahrsputz oder Gartenarbeit, unsere Rückenmuskulatur deutlich überfordern. Das Schmerzgedächtnis wird aktiviert."

„Bei mir ist es noch viel extremer!", meldet sich Claudia zu Wort. „Die Rückenschmerzen fangen bei mir schon Tage vorher an."

Claudia hatte vor sechs Jahren einen Motorradunfall und lag danach mehrere Monate im Krankenhaus. Seither vermeidet sie nahezu jegliche körperliche Anstrengung und hat dennoch immer wieder Schmerzattacken. Auch ihr hatte der Arzt bestätigt, dass die Wirbelsäule wieder vollständig gesund ist.

„Das kenne ich", bringt sich Christa wieder ein. „Mein Mann behauptet sogar, das käme daher, weil ich diese Arbeiten nicht mag. Der glaubt wohl ich simuliere! Er hat in solchen Situationen überhaupt kein Verständnis für mich!"

„Ja, dieses Phänomen ist bekannt", erwidert Beate und nickt verständnisvoll. „Manchmal kann das Schmerzgedächtnis tatsächlich ohne Grund aktiviert werden. Das erkläre ich am besten erneut am Beispiel mit der Wiese: Kommt ein Spaziergänger daher und sieht den Trampelpfad, ist die Versuchung groß, diese Abkürzung zu nehmen. Das heißt, oftmals wird das Schmerzgedächtnis auch aktiviert, wenn der Rücken gar nicht überlastet wird, sondern unser Gehirn nur irrtümlich die Signale falsch interpretiert."

Auch allein schon Gedanken können das Schmerzgedächtnis aktivieren!

Schmerzen haben normalerweise die Funktion eines Warnsignals.
Ist der Schmerz jedoch chronifiziert, das heißt, hat sich bereits ein Schmerzgedächtnis gebildet, sind diese Schmerzzellen „übersensibel". Bereits relativ

harmlose körperliche Belastungen aktivieren sie und können gravierende Schmerzen hervorrufen.

Aus Sorge, die anstehende Tätigkeit könnte den Rücken überlasten, wird die für Angst zuständige Gehirnregion aktiviert. Da sich dort aber gleichzeitig unser Schmerzzentrum befindet, wird dieses ebenfalls zum Leben erweckt. *Somit kann also im Extremfall allein schon der Gedanke an eventuell bevorstehende Schmerzen diese tatsächlich auslösen!*

Wichtig: Der Schmerz wird völlig gleich empfunden, ob er nun durch eine reale (= akute) Ursache hervorgerufen wird oder „nur" durch Angst beziehungsweise leichte Belastung.

Mit diesen Worten zeigt uns Beate die nächste Folie.

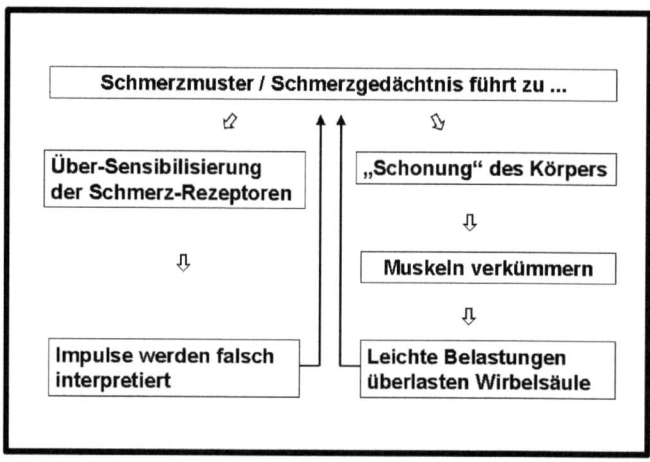

„Soll das heißen, dass wir zeitlebens dazu verdammt sind, unsere Rückenschmerzen, ob zu Recht oder zu Unrecht ausgelöst, ertragen zu müssen?", wirft Claudia fast schon empört ein.

Beate schüttelt bestimmend den Kopf.

„Nein, das heißt es absolut nicht. Dieses Seminar soll ja genau diesen Teufelskreis durchbrechen." Beate macht eine Pause und versichert sich unserer Aufmerksamkeit. „Zwei Wege, die wir parallel beschreiten müssen, führen uns aus diesem Teufelskreis heraus. Der erste Weg besteht darin, dieses Schmerzgedächtnis zu neutralisieren", sagt sie und zeichnet auf der Tafel um ihre Wiese herum einen Zaun. „Wenn wir um unser Schmerzgedächtnis symbolisch einen Zaun gezogen haben, verhindern wir, dass weitere Personen über diesen Pfad gehen, und infolgedessen kann sich die Wiese wieder erholen. Eines Tages ist der ursprüngliche Pfad nicht mehr sichtbar."

„Aber", meldet sich die erstaunte Christa zu Wort, „wie um Himmels willen kann ich in meinem Kopf einen Zaun ziehen?"

Zwei *parallele* Wege stoppen den Schmerzkreislauf:

1. Das Schmerzgedächtnis wird mit mentalen Übungen neutralisiert.

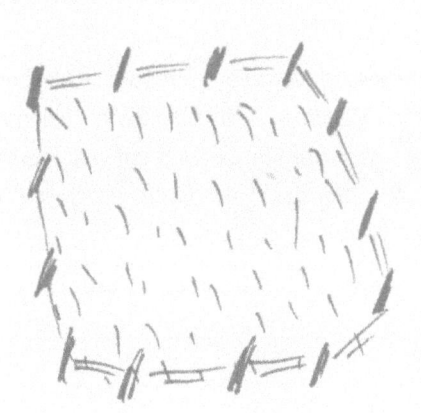

Die mentalen Übungen bewirken, dass die „Übersensibilität" des Schmerzgedächtnisses abgebaut wird.

2. Die Rückenmuskulatur wird gezielt aufgebaut.

„Um dies zu erreichen, werden wir uns in den nächsten sechs Wochen ganz intensiv mit so genannten mentalen Übungen beschäftigen."

Während sich Beate wieder zu uns an den Tisch setzt, ergänzt sie: „Der zweite Weg besteht darin, dass wir unsere Muskulatur einem gezielten Aufbautraining unterziehen müssen. Und an dieser Stelle möchte ich gleich betonen: Ein Weg für sich allein zeigt wenig Wirkung! Soll heißen: Der Erfolg des Rücken-Brainings® ist nur dann gegeben, wenn wir beide Wege parallel beschreiten. Weshalb das so ist, werdet ihr im Verlauf des Seminars noch selbst herausfinden."

Dein Optimismus in allen Ehren, denke ich, aber das kann ich mir bei mir überhaupt nicht vorstellen. Allerdings fehlt mir der Mut, meine persönliche Meinung laut zu äußern. Mal sehen, ob ich überhaupt nächste Woche noch hierher komme ...?

Aber Beate unterbricht meine destruktiven Gedanken. „Jetzt beginnen wir mit unserer ersten Übung."

Übung 1:

*Welche Worte, welche Gefühle oder auch Bilder verbinden Sie mit dem Wort **Rücken**? Schließen Sie für einen Moment die Augen und konzentrieren Sie sich auf das Wort Rücken. Welche Bilder tauchen dabei vor Ihrem geistigen Auge auf? Notieren Sie sie bitte:*

———————————————————————

———————————————————————

———————————————————————

———————————————————————

Nach einer kurzen Denkpause fordert uns Beate auf, unsere Wortassoziationen zu nennen, und schreibt sie auf die Tafel.

„Fällt euch auf, dass hier fast ausschließlich nur Negatives steht?"

Erst Beates Hinweis lässt uns das richtig bewusst werden. Das Wort „Schmerzen" erscheint in diesem Zusammenhang ja noch logisch, aber was sollen Ausdrücke wie „Angst", „ungeliebt", „alt sein", „hilflos", „kraftlos", „gebeugt", „Leiden" – um nur einige zu nennen, die auf der Tafel rund um den Begriff *Rücken* geschrieben stehen?

„Doch was ist beispielsweise mit ‚kraftvoll', ‚leistungsfähig', ‚aufrechte Haltung' oder ‚kräftige Schultern'", sagt Beate, während sie die Wörter an der Tafel notiert, „diese Begriffe fallen mir nämlich auch noch ein."

„Aber doch nicht bei uns", wirft Christa ein und blickt Beate ganz vorwurfsvoll an.

„Das lasse ich nicht gelten", entgegnet Beate sofort. „Ich habe euch schließlich *nicht* gesagt, die passenden Worte zu *eurem* Rücken zu assoziieren, sondern meine Anweisung bewusst ganz neutral formuliert! Aber ich danke dir trotzdem für deinen Einwand, Christa, weil es mit Sicherheit allen so ergangen ist."

Alle bestätigen nickend Beates fragenden Blick.

„Trotz neutraler Anweisung habt ihr alle das Wort *Rücken* auf euch selbst bezogen und wahrscheinlich nur die negativen Schmerzphasen vor Augen gehabt."

Wieder ein zustimmendes Nicken aus unserer Runde.

„In der Konsequenz heißt das: Der Begriff *Rücken* ist bei euch so negativ besetzt, dass ihr dabei automatisch nur an Negatives denkt!"

Chronische Rückenschmerzen verhindern oft positive Gedankenassoziationen.

Schon allein der Gedanke an das Wort Rücken löst negative Gefühle aus.

Beate macht eine Pause und lässt ihre Worte bei uns wirken. Eigentlich weiß ich überhaupt nicht, worauf sie hinaus will. Ist doch nur logisch, wenn wir bei unseren Rückenproblemen keine positiven Gedankenverbindungen haben können. Ich glaube, Beate weiß wohl doch nicht, was es heißt, jahrelang unter Rückenschmerzen zu leiden. Während ich noch überlege, wie meine Kinder reagieren, falls ich ihr Geschenk nicht absitze, fährt Beate fort.

„Das wäre an und für sich gar nicht so schlimm, hätten nicht allein schon Worte eine ganz dramatische Wirkung. Zu diesem Thema möchte ich zwei Fachleute zitieren, die von Berufs wegen um die Macht von Worten Bescheid wissen."

Beate steht auf und legt eine Folie auf den Projektor:

Die Macht der Worte

Worte sind das stärkste Rauschgift,
das die Menschheit verwendet.

Rudyard Kipling

Worte haben die gleiche Wirkung
wie Psychopharmaka –
nur eben viel schneller und zuverlässiger.

Prof. Walter Zieglgänsberger,
Schmerzforscher am Münchner Max-Planck-Institut

„Dem kann ich nur zustimmen!", sagt Peter spontan. Peter ist unser zweiter männlicher Teilnehmer und Bezirksleiter im Außendienst einer Versicherungsfirma.

„Seit verschiedene Wissenschaftszweige gemeinsam den Gehirnbereich erforschen, weiß man auch andeutungsweise, was sich in unserem Gehirn abspielt, wenn bestimmte Worte gleichsam ein ‚synaptisches Feuerwerk' entfachen. Nicht nur psychische Effekte, also Erinnerungen, Stimmungen oder Gefühle, treten hier auf, sondern auch regelrechte biochemische Veränderungsprozesse."

Viele Worte können sowohl positive als auch negative emotionale Stimmungen hervorrufen.

Beate lässt ihre ergänzende Erläuterung auf uns wirken. „Natürlich kann ein und dasselbe Wort ganz unterschiedlich auf Menschen wirken. Nehmen wir das Wort *Scheidung*. Jemand, der eine Scheidung mit all den tief greifenden Emotionen schon selbst durchlebt hat, wird völlig anders darauf reagieren als jemand, der diese Situation nur aus dem Bekanntenkreis kennt."

Ein und dasselbe Wort kann individuell unterschiedlich starke Wirkung zeigen.

„Das würde ja bedeuten", bringt sich Peter wieder ein, „dass bei uns dieses Schmerzgedächtnis bereits allein durch das Wort *Rücken* ausgelöst wird!"

Worte können Gefühle aktivieren!

Für nahezu jedes Wort ruft unser Gehirn sofort eine bestimmte Vorstellung hervor. Die dafür zuständigen Nervenzellen werden unmittelbar aktiviert, sobald wir das Wort hören oder aussprechen. Häufig reicht schon allein ein diesbezüglicher Gedanke, diese Nervenzellen anzusprechen. Logischerweise ist bei Menschen mit chronischen Rückenbeschwerden der Begriff Rücken vorwiegend mit negativen Gefühlen verbunden. Im Extremfall mobilisiert bereits der Gedanke an den Rücken diese für den Schmerz zuständigen Nervenzellen.

„Völlig richtig! Um diesem Problem entgegenzuwirken, beschäftigen wir uns jetzt zunächst mit dem Thema ‚Positives Denken', was wir alle schon einmal gehört haben dürften. Wer kann kurz erklären, was darunter zu verstehen ist?"

„Angeblich soll man mit positivem Denken seine Zukunft günstig beeinflussen können", beantwortet Christa die Frage. Allerdings klingt ihre Stimme nicht unbedingt so, als wäre sie von der Richtigkeit dieser Behauptung überzeugt.

„Das mag ja im Großen und Ganzen richtig sein; aber wenn ich meine Schmerzattacken habe, nützt es mir gar nichts, wenn ich mir einrede, dass ich keine Schmerzen hätte!"

Auch Claudia scheint skeptisch zu sein.

„Du hast völlig Recht, Claudia! Wenn unser Rücken schmerzt, dann nützt es nichts, sich einzureden, mein Rücken schmerzt nicht! Das ist genauso, als würde ich zu euch sagen: Denkt jetzt bitte für zwanzig Sekunden nicht an einen Elefanten!"

Beate schaut schmunzelnd in die Runde.

„Weshalb funktioniert das nicht?"

„Weil mit dem Wort *Elefant* sofort das Bild eines Elefanten vor mir auftaucht", melde ich mich zu Wort.

„Helga hat völlig Recht. Es funktioniert deshalb nicht, da unser Gehirn Verneinungen nicht umsetzen kann! Und genauso geht es uns mit dem Begriff *Schmerz*. Sobald wir dieses Wort aussprechen oder nur daran denken, werden im Gehirn die für ‚Schmerz' zuständigen Nervenpfade, man sagt auch neuronale Straßen dazu, aktiviert. Und dann fühlen wir auch tatsächlich den Schmerz! Deshalb

Das Gehirn kann Verneinungen nicht umsetzen.

Nervenverbindungen werden auch als neuronale Straßen bezeichnet (Neuron = Nervenzelle)

gibt es nur eine Lösung." Beate schaut, unserer Aufmerksamkeit sicher, in die Runde.

„Ab heute müssen wir den Ausdruck *Rückenschmerzen* aus unserem Sprachschatz – zumindest für die nächsten sechs Wochen – verbannen. Dabei ist es wichtig, dass wir weder das Wort aussprechen noch daran denken! Bei unserem Experiment mit dem Wort *Elefant* habt ihr bereits gesehen, dass allein der Gedanke daran ausreicht, ein entsprechendes Bild sofort aufzurufen, oder?"

Allein schon das Wort „Schmerz" kann die Rückenschmerzen verstärken.

„Aber wenn mir doch mein Rücken schmerzt, dann denke ich doch zwangsläufig automatisch an Schmerz!", wirft Christa ein und schaut in die Runde ihrer Leidensgefährten.

Bevor wir ihr zustimmen können, legt Beate eine Folie auf und sagt: „Deshalb müssen wir in den nächsten Wochen, falls unser Rücken weh tut, einen kleinen Trick anwenden, der darin besteht, uns einfach eine alternative Formulierung für das Wort *Rückenschmerzen* zurechtzulegen. Ich hätte da einige Alternativen anzubieten."

- Mein Rücken macht sich ein bisschen bemerkbar.
- Mein Rücken meldet sich.
- Mein Rücken will mir sagen, dass er Zuwendung braucht.
- Ich spüre meinen Rücken.

„Sucht euch bitte die Redewendung aus, die euch am besten zusagt. Immer, wenn ihr in den nächsten

Wochen euren Rücken spürt, sagt diesen Satz laut auf oder denkt zumindest intensiv daran."

Übung 2:
Welche alternative Formulierung sagt Ihnen persönlich am besten zu?

Nehmen Sie sich vor, ab heute – sowohl verbal als auch in Gedanken – nur noch diese Formulierung zu verwenden!

Obwohl uns Beate sehr bestimmend diese Anweisung gibt, bin ich skeptisch.

Auch Hans äußert seine Bedenken: „Ich kann mir gar nicht vorstellen, wie das funktionieren soll, wenn mein Rücken mal wieder so richtig zuschlägt!"

Eine Technik ist nur dann wirkungsvoll, wenn sie intensiv geübt wurde. Lassen Sie sich deshalb von anfänglichen Misserfolgen nicht frustrieren. Bleiben Sie dran!

„Durchaus möglich, dass wir nicht gleich in der ersten Woche damit Erfolg haben werden. Aber ihr müsst mir dennoch versprechen, es zu versuchen!", entgegnet Beate, während sie uns einen nach dem anderen anschaut und sich von jedem ein bestätigendes Nicken einholt.

„Ist das so ähnlich wie bei einem Kind, das zum ersten Mal auf einen Baum klettert?", meldet sich Ingrid spontan zu Wort. „Dem darf man ja auch nicht zurufen: ‚Pass auf, dass du nicht herunterfällst!'"

„Aber ich kann doch nicht ruhig danebenstehen", entrüstet sich Hans, „und warten, bis es tatsächlich runterpurzelt!"

„Musst du auch nicht. Ruf dem Kind zu: ‚Halte dich immer ganz schön fest!'"

„Ingrid hat völlig Recht", ergänzt Beate. „Was passiert bei den einzelnen Worten im Gehirn? Bei *herunterfallen* werden die Nervenzellen angesprochen, die für das Loslassen zuständig sind, *festhalten* aktiviert hingegen den Greifreflex ."

Wenn wir im Alltag oder im Beruf eine Anweisung geben, formulieren wir diese recht häufig als Negativaussage. Das heißt: Wir sagen unserem Gegenüber nicht, welches Verhalten wir uns von ihm wünschen, sondern wir sagen, was er nicht tun soll. Zum Beispiel: „Ich möchte nicht, dass du …!" Da das Gehirn das kleine Wörtchen „nicht" kaum registriert und die Nervenzellen für das unerwünschte Verhalten viel stärker aktiviert werden, erreichen wir mit dieser Art der Formulierung häufig genau das Gegenteil. So sollte beispielsweise an Stelle der Forderung, „Ich möchte nicht, dass du die Türe immer so zuknallst!", eine positive Formulierung erfolgen: „Schließe bitte die Türen leise!"

Achten Sie in den nächsten Tagen bei Ihrer Kommunikation mit Kollegen, Partnern oder Kindern verstärkt auf diesen Aspekt. Sie werden erstaunt sein, wie oft Ihnen dieser Kommunikationsfehler unterläuft. Nach dem Motto: „Gefahr erkannt ist halb gebannt", wird es zukünftig für Sie einfach sein, die Wünsche beziehungsweise Anweisungen positiv zu formulieren.

„In diesem Zusammenhang fällt mir eine kleine Episode ein", meldet sich Peter zu Wort. „Vor vielen Jahren habe ich meiner Frau das Skifahren beigebracht. Nach den ersten Versuchen am flachen Hang sind wir etwas weiter nach oben gegangen. Wir waren fast alleine auf der sehr breiten Piste. Weit unten stand ganz seitlich eine einsame Tanne. Meine Frau hat sich konzentriert, ist losgefahren und ... ratet mal worauf zu?

„Auf die Tanne", rufen alle fast gleichzeitig.

„Genau. Danach sagte mir meine Frau, dass sie von Beginn an, das heißt schon beim ersten Anblick der Tanne, den Gedanken hatte: ‚Hoffentlich fahr ich nicht auf die Tanne!' Aber die Anziehung sei geradezu magisch gewesen."

„Peter, ein gutes, ja geradezu klassisches Beispiel. Auf unseren Rücken übertragen heißt das: Wenn unser Rücken beginnt, weh zu tun, dann bringt es nichts, wenn wir uns einreden: ‚Mein Rücken schmerzt gar nicht!' Denn unser Gehirn kann Verneinungen nicht umsetzen! Schon allein der Gedanke – hoffentlich passiert nicht dieses und jenes ... – kann genau das auslösen, was wir vermeiden wollen!"

Wenn ich mir das recht überlege, fallen mir auch gleich einige Begebenheiten ein, die möglicherweise durch negative Gedanken verursacht worden sind. Beispielsweise damals, als ich aus der Garage rausfuhr ...

Stretchingübungen sind Streicheleinheiten für den Rücken.

Führen Sie diese mindestens dreimal täglich durch!

Beate steht auf und kündigt an: „Bevor wir weitermachen, sollten wir unserem Rücken ein paar Streicheleinheiten gönnen. Ich zeige euch jetzt fünf Stretchingübungen, die wir ab heute mindestens dreimal täglich in unseren Tagesablauf einbinden."

Übung 3:

*PRAXIS: Die Stretchingübungen finden Sie auf Seite 113.
Unterbrechen Sie an der Stelle kurz Ihre Lektüre und führen
Sie diese Übungen durch!*

Während wir diese Stretchingübungen ausführen und
Beate uns erläuternde Hinweise gibt, habe ich bereits
das Gefühl, dass mir die Gymnastik so richtig gut tut.

Auch Peter scheint es ähnlich zu gehen.

„Das wird mir vor allen Dingen im Auto helfen, wenn
ich mal wieder im Stau stecke."

„Diese fünf Übungen müssen zum festen Bestandteil
unseres Tagesablaufes werden, am besten von Anfang
an zu bestimmten Zeiten – ähnlich wie beim Zähneputzen, das man ja auch immer nach jedem Essen macht.
Überlegt euch deshalb, zu welchen Zeiten ihr euch
diese Streicheleinheiten gönnen wollt. Eventuell gleich
nach dem Aufstehen oder nach dem Frühstück. Einfach
so, wie es am besten in euren Tagesablauf eingepasst
werden kann."

Während ich noch über meine idealen Zeiten nach-
denke, sagt Beate schon: „Sobald ihr die Zeiten festge-
legt habt, macht euch bitte kleine Erinnerungskärtchen,
so genannte brain-sticks©. Dies kann beispielsweise ein
Adressaufkleber sein, den ihr beschriftet und an eine
entsprechende Stelle aufklebt."

Mein Blick fällt auf Peters Notizblatt, wo ‚Armaturen-
brett', ‚Zeitplanbuch' und ‚Badezimmerspiegel' steht.
Irgendwie scheint Peter uns in diesem Seminar eine
Nasenlänge voraus zu sein.

> Ihre Stretching-
> übungen müssen
> zu einem festen
> Ritual werden.

> In der Anfangs-
> phase helfen
> Ihnen so genannte
> Erinnerungskärt-
> chen dabei.

Übung 4:

Damit Ihr Körper bei den ersten Anzeichen von Verspannung automatisch ein Signal zur Durchführung dieser Dehnungsübungen gibt, müssen Sie diese Übungen fest in Ihren Tagesablauf einplanen! Überlegen Sie bitte, zu welchen Zeiten Sie diese Übungen durchführen werden (z.B. vor dem Frühstück oder zu Beginn der Mittagspause etc.).

Zu diesen drei Zeiten werde ich meine fünf Dehnungs- und Mobilisationsübungen durchführen:

1. _____

2. _____

3. _____

Tipp: Damit Sie sich rechtzeitig daran erinnern, sind kleine Erinnerungskärtchen (so genannte brain-sticks©) sinnvoll (beispielsweise ein Stichwort auf einen Adressaufkleber schreiben und an den geeigneten Stellen aufkleben).

„Machen wir in unserem Theorieteil weiter und schauen uns ein weiteres Mal das Beispiel mit der Wiese und dem Trampelpfad an." Beate zeigt auf ihre Tafelskizze. „Es genügt nicht, einen Zaun um die Wiese zu ziehen, das heißt, unser Schmerzmuster zu neutralisieren. Wir müssen auch gleichzeitig unserem Gehirn alternative Möglichkeiten aufzeigen. Es muss wieder lernen, dass das Wort *Rücken* auch mit etwas Positivem in Verbindung gebracht werden kann."

Beate lässt ihre Aussage wirken. „Dazu machen wir die nächste Übung. Schreibt zunächst bitte in die Mitte

Das Gehirn muss wieder lernen, das Wort Rücken mit etwas Positivem in Verbindung zu bringen.

eures Arbeitsblattes das Wort *Rücken*. Lehnt euch wieder zurück und schließt die Augen."

Ich muss aufpassen, dabei nicht einzuschlafen. Die letzte Nacht war wenig erholsam.

„Wir machen jetzt eine Zeitreise in die Vergangenheit.

Denkt an einen eurer schönsten Urlaube; das kann durchaus einige Jahre zurückliegen. Sucht euch den schönsten Tag aus und ruft all diese Gefühle auf, die ihr mit diesem Tag verbindet. Welche Gefühle entstehen vor eurem geistigen Auge? Welche Worte tauchen auf?"

Übung 5:

Erinnern Sie sich an einen außergewöhnlich schönen Tag in der Vergangenheit. Rufen Sie diesen Tag (mit geschlossenen Augen) für zwei bis drei Minuten wieder wach. Welche Gefühle, Bilder usw. fallen Ihnen ein?

_____

_____

_____

Nachdem wir die Augen wieder geöffnet haben, fordert uns Beate auf, unsere Gedanken zu nennen. Von allen Seiten kommen die Antworten. Offensichtlich hat diese Übung bei allen recht viele Erinnerungen hervorgerufen. Auch ich liege in Gedanken noch in meiner Liege am Meer.

Beate notiert. Recht schnell stehen um das Wort *Rücken* Begriffe wie *Wärme, Sonne, entspannen, sich wohl fühlen, schwimmen, wandern, Aussicht genießen, Sonnenuntergänge* usw.

Die Seminar-
inhalte werden
sich schnell ver-
innerlichen, wenn
Sie sich täglich
damit befassen.
Auch hier gilt das
Motto: *Kontinuität
statt Intensität!*

Die mentalen
Übungen der
Rücken-Braining®-
Therapie können
nur dann Wirkung
zeigen, wenn
sie regelrecht
verinnerlicht
werden. Dazu ist
es notwendig, sich
täglich für einige
Minuten mit
dem jeweiligen
Seminarthema
zu beschäftigen.
Nehmen Sie sich
deshalb bitte die
jeweils zehn bis
fünfzehn Minuten.
Der Erfolg ist es
wert!

„Unser Seminar wird nur dann erfolgreich sein, wenn wir uns in den nächsten sechs Wochen täglich, das heißt auch außerhalb unserer Seminartage, mit diesem Thema beschäftigen! Ihr müsst jeden Tag eine kleine Aufgabe machen, die maximal fünf bis zehn Minuten dauert."

Beate schaut wieder in die Runde und vergewissert sich, dass kein Widerspruch kommt.

Meine letzten Hausaufgaben liegen schon Jahre zurück. Genau genommen waren das nicht meine Hausaufgaben, sondern die meiner Tochter Nadine, die immer irgendeine Ausrede hatte, weshalb sie ihre Hausaufgaben in Handarbeit nicht selbst machen konnte.

„Es ist wichtig, dass kein Tag ausgelassen wird, und was wir jetzt gemacht haben, ist bereits eure erste Seminaraufgabe für morgen. Nehmt euch bitte ein DIN-A4-Blatt, schreibt darauf das Wort *Rücken*. Danach geht ihr in Gedanken zu eurem Urlaubsort zurück. Notiert anschließend mit dem Wort *Rücken* im Zentrum, analog zu unserem Tafelprotokoll, was euch bei eurer Gedankenreise in den Sinn gekommen ist. Ihr könnt zusätzlich ein oder mehrere Fotos auf das Blatt kleben. Danach hängt bitte dieses Blatt in eurer Wohnung an einer beliebigen Stelle auf. An den weiteren Tagen macht ihr jeweils eine ähnliche Übung. Auf diese Art und Weise sind dann im Laufe der Woche insgesamt sechs Blätter entstanden, die entweder in eurer Wohnung oder eventuell auch im Büro hängen."

„Bist du sicher, dass uns das irgendwie weiterhelfen kann?", wirft Hans ungläubig ein.

„Ja, natürlich. Diese Technik wird seit Jahren im Management-Persönlichkeits-Training eingesetzt. Diese Bilder bezeichnet man auch als brain-catcher©, eine Art ‚Gedankenfänger' also."

„Ich kenne diese Technik aus unseren Verkaufsseminaren", meldet sich Peter zu Wort. „Damit wird das Unterbewusstsein trainiert ..."

„Wie soll denn das funktionieren?", falle ich Peter spontan ins Wort und bin über meinen Ausruf selbst überrascht.

„Wie genau das funktioniert, weiß ich nicht. Als unser Seminarleiter uns diese Technik das erste Mal präsentierte, war ich ebenfalls sehr skeptisch. Aber ich kann dir versichern, es funktioniert tatsächlich!"

Unser Gehirn nimmt über die einzelnen Sinnesorgane elf Millionen Bit (= Informationseinheit) pro Sekunde auf. Nur ein winziger Bruchteil (etwa vierzig Bit/Sek.) davon wird uns bewusst. Das meiste wandert sofort in das Unterbewusstsein. „... nur ein Millionstel dessen, was unsere Augen sehen, unsere Ohren hören und die übrigen Rezeptoren melden, erscheint in unserem Bewusstsein." (Dietrich Trinckner, deutscher Physiologe, zitiert bei Tor NØRRETRANDERS: Spüre die Welt. Die Wissenschaft des Bewusstseins, S. 192).

Dennoch beeinflussen diese Impulse unser Denken und Handeln – aber ohne dass uns die eigentliche Ursache bewusst ist.

Ab Seite 116 finden Sie die Kräftigungsübungen für die nächsten sieben Tage.

Auch wenn Sie sich bislang noch nicht sportlich betätigt haben, werden Ihnen diese ausgewählten Übungen gut tun.

Bereits in wenigen Tagen werden Sie spüren, wie Ihr Körper angenehm positiv auf diese körperliche Betätigung reagiert.

Sie werden richtiggehend Spaß daran bekommen!

„Die genaue Funktionsweise werde ich euch im Verlauf unseres Seminars noch ausführlich erläutern. Die Gehirnwissenschaftler haben in den letzten Jahren viele Erkenntnisse gesammelt, die eine wissenschaftliche Erklärung für die in unserem Seminar verwendeten Mentaltechniken bieten.

Für heute bedanke ich mich für eure aktive Mitarbeit und bitte euch, anschließend noch kurz dazubleiben, damit ich mit jedem einen Termin für die Erstellung seines Geräte-Fitness-Planes vereinbaren kann. Denn ihr wisst ja, unser Seminar kann nur erfolgreich sein, wenn wir zwei Wege parallel beschreiten: das mentale Training und das körperliche Aufbautraining, insbesondere der Rückenmuskulatur."

Mit diesen Worten teilt Beate das Blatt mit den Seminaraufgaben für die kommende Woche aus.

Rücken-Braining®
Vertiefungsaufgaben für die 1. Woche

Fertigen Sie bitte an *jedem* der nächsten sechs Tage einen brain-catcher© wie folgt an:

1. Schreiben Sie in die Mitte eines DIN-A4-Blattes das Wort Rücken groß und kräftig (eventuell in Ihren Lieblingsfarben!).

2. Dann beantworten Sie eine der unten stehenden Fragen und schreiben die Antworten kreuz und quer auf die restliche Freifläche des Blattes. Sie können darüber hinaus passende Bilder aufkleben (Fotos, Zeitungsausschnitte etc.).

   Wichtig: Das Wort Rücken muss von emotional besonders positiv besetzten Worten oder Bildern eingerahmt sein!

3. Positionieren Sie den brain-catcher© dort, wo Sie ihn tagsüber möglichst oft im Blickfeld haben (Wohnung, Büro usw.).

   Ziel dieser Übung: Für das Wort Rücken werden neuronale Straßen angelegt, die positive Emotionen hervorrufen!

a) Was ist Ihre Lieblingspflanze? Versuchen Sie den Geruch nachzu-empfinden? Welche Emotionen löst dieser Geruch in Ihnen aus?

b) Was ist Ihr Lieblingstier? Was empfinden Sie, wenn Sie an dieses Tier denken? Welche positiven Eigenschaften verbinden Sie mit diesem Tier?

c) Wer ist Ihre Lieblingssängerin oder Ihr Lieblingssänger? Hören Sie in Gedanken Ihre Lieblingsmelodie! Welche Gefühle stellen sich dabei ein?

d) Denken Sie jetzt an Ihr Lieblingshobby beziehungsweise an ein Hobby, das Sie gerne ausführen würden! Was bedeutet diese Freizeitbeschäftigung für Sie? Welche Emotionen verbinden Sie mit diesem Hobby?

e) Haben Sie ein Lieblingsbuch? Was haben Sie beim Lesen empfunden? Welche positiven Eigenschaften hatte die Titelheldin respektive der Titelheld?

f) Denken Sie an Ihren Lieblingsfilm? Was haben Sie beim Anschauen empfunden?

Ihr zweiter Seminartag

Das lernen Sie heute:
• Wie so genannte Glaubenssätze unsere Denk-
  und Verhaltensweisen beeinflussen,
• Informationen über die gigantische Größe unseres
  Unterbewusstseins und
• wie sich Glaubenssätze auch auf die Selbstheilungskräfte unseres Körpers auswirken.

„Ja, ich habe die brain-catcher© zwar gemacht, aber
aufgehängt habe ich sie nicht", beantwortet Hans als
Vorletzter in unserer Runde die Frage von Beate, inwieweit wir unsere Seminaraufgaben absolviert hätten.
„Irgendwie kann ich mir einfach nicht vorstellen, dass
das etwas bringen soll!"

Eigentlich spricht mir Hans aus der Seele, wenngleich
meine brain-catcher© in der Wohnung und vor allem
in der Küche aufgehängt sind. Aber auch ich kann mir
nicht ausmalen, wie sie meine Rückenbeschwerden
bessern sollen, zumal ich erneut zweimal in der letzten
Woche vor lauter Schmerzen kaum geschlafen habe.

„Aber, Hans, damit nimmst du dir die Chance, dass
das Seminar bei dir Erfolg haben wird. Wenn du diese
Übungen nur zur Hälfte ausführst, können sie die Wirkung nicht voll entfalten."

„Also, ich glaub das funktioniert tatsächlich", meldet
sich jetzt Christa als Letzte zu Wort. „Ich habe den
Eindruck, jedes Mal, wenn ich meine brain-catcher© anschaue, richtet sich automatisch meine Körperhaltung

auf. Und übrigens, eine lustige Anekdote muss ich euch noch erzählen."

Christa sitzt ganz aufrecht da und genießt offensichtlich ihre aufmerksame Zuhörerschaft.

„Vorgestern war mein Bruder zu Besuch bei mir, und als er meine brain-catcher© sah, fragte er mich, ob ich auf einem Motivationsseminar gewesen sei. Denn mein Bruder hat bereits mehrere Persönlichkeitsschulungen absolviert und kennt diese Technik. Das hat mich schon darin bestärkt, dass wohl irgendetwas dran sein muss."

Beate lacht und sagt, wir würden heute einige Hintergrundinformationen zu diesen Techniken kennen lernen. Darüber hinaus will sie natürlich noch von uns wissen, inwieweit es uns gelungen sei, das spezielle Wort nicht mehr zu benutzen. Aber diesbezüglich können wir kaum Erfolge vermelden. Lediglich Peter gibt vor, immer seinen Alternativsatz benutzt zu haben. Na ja, wahrscheinlich hat er vergangene Woche auch keine richtigen Schmerzen gehabt. Jetzt hab ich schon wieder das Wort benutzt!

Aber dafür haben alle fleißig die Dehnungsübungen gemacht und bestätigen ausnahmslos, dass es sich tatsächlich um richtige Streicheleinheiten für den Rücken handelt.

„Heute beschäftigen wir uns mit so genannten Glaubenssätzen, oder auch Glaubensprinzipien genannt. Jeder von uns kennt wohl das Bibelzitat: ‚Der Glaube versetzt Berge!' Die enorme Kraft des Glaubens ist auch in der Literatur mit unzähligen Beispielen belegt. Angefangen von der Bibel über griechische und römische Philosophen bis hin zu Goethe. In dem Maße jedoch, wie die philosophischen Wissenschaftsfächer von

Die Redensart „Der Glaube versetzt Berge" geht auf diverse Bibelstellen zurück (Matthäusevangelium; 1. Korintherbrief).

den Naturwissenschaften in den Hintergrund gedrängt wurden, hat man diese Denkansätze vergessen."

Von Goethe ist mir nur der Faust bekannt, denke ich. Und da erinnere ich mich nur noch an die Fünfen, die unser Deutschlehrer vergab, wenn wir einzelne Textpassagen nicht auswendig aufsagen konnten.

„Erst neue, fachübergreifende Wissenschaften, wie beispielsweise die Neurobiologie, das ist die Wissenschaft über die Funktionsweise des Gehirns, belegen, wie unser Unterbewusstsein uns ständig beeinflusst. Schon Freud, der ja als Vater der Psychoanalyse gilt, hat dafür einen interessanten Bildvergleich herangezogen."

Vergleiche hierzu auch Infokasten auf S. 41 und 108

Mit diesen Worten skizziert Beate einen Eisberg auf die Tafel.

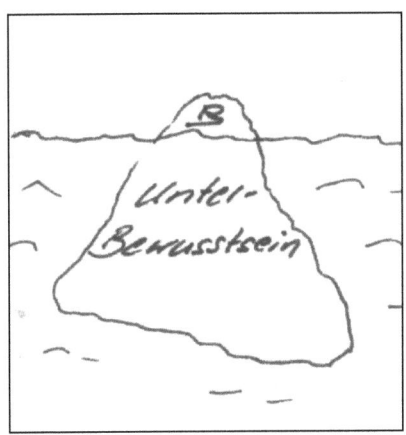

Die Bestsellerautorin Vera F. BIRKENBIHL bietet einen präziseren Vergleich: Das Bewusstsein entspricht einer Länge von fünfzehn Millimetern; das Unterbewusstsein einer Länge von elf Kilometern. (Vera F. BIRKENBIHL: Das „neue" Stroh im Kopf?; S. 76).

„Die Spitze des Eisbergs entspricht dem Bewusstsein, der unter Wasser befindliche, wesentlich größere Teil dem Unterbewusstsein. Glaubenssätze sind tief in unserem Unterbewusstsein verankerte Überzeugungen, die nahezu jede zu treffende Entscheidung, ob beruflich oder privat, beeinflussen."

Beate legt eine Folie mit Glaubenssätzen auf den Overhead-Projektor:

Jeder Mensch hat Glaubenssätze, die unbewusst seine Denkweise beeinflussen. In der Kindheit werden viele Glaubenssätze von Eltern und Lehrern übernommen. Später erfolgt die Prägung dann vorwiegend durch den Freundeskreis und die Medien.

Beispiele für Glaubenssätze:
- Wenn ich immer mein Bestes gebe, werde ich Erfolg haben.
- Wenn ich diese Person total vereinnahme, wird sie mich verlassen.
- Der Mensch ist grundsätzlich gut.
- Der Mensch ist von Haus aus schlecht.
- Wenn ich nur will, finde ich eine Lösung für meine Probleme.
- Als Frau muss ich deutlich besser sein als die Männer, um Erfolg zu haben.
- Weil ich als Kind nicht geliebt wurde, bin ich zu keiner harmonischen Partnerschaftsbeziehung fähig.
- Ab einem gewissen Alter muss man die schlechte Figur einfach akzeptieren.
- In meinem Alter geziemt es sich nicht mehr, ... zu tun.

„Jetzt könnte der eine oder andere von euch sagen: Glaubenssätze hin oder her – ich lasse mich von so etwas nicht beeinflussen! Ich möchte euch jetzt zwei Beispiele erzählen, damit ihr seht, wie stark Glaubenssätze in Wirklichkeit sind." Beate setzt sich zu uns an den Tisch.

„An der Harvard University wurde Anfang der 80er Jahre ein Experiment gemacht, das zeigt, wie Glaubenssätze sogar Medikamente im Körper außer Kraft setzen können. Der Psycho-Neuro-Immunologe Dr. Henry Beecher bat Medizinstudenten, zwei neue Medikamente zu testen. Die Gruppe 1 bekam ein Medikament mit dem Hinweis, es handele sich um ein hochwirksames Aufputschmittel. Die Gruppe 2 bekam ein Medikament mit dem Hinweis, es handele sich um ein starkes Beruhigungsmittel.“

„Das ist doch altbekannt“, unterbricht Christa, „Placebo-Wirkung ist nichts Neues.“

„Da hast du Recht; das wusste natürlich auch Dr. Beecher. Aber sein Experiment ging noch wesentlich weiter. Seine Studenten bekamen echte Medikamente. Nur waren in Wirklichkeit die beiden Medikamente vertauscht. Das heißt: Gruppe 1 bekam in Wirklichkeit ein Barbiturat, Gruppe 2 hingegen ein Amphetamin. Die Studenten sollten in den darauf folgenden Stunden genau vermerken, wie das Medikament wirkt. Das erstaunliche Ergebnis: Bei fast der Hälfte der Studenten erreichten die Medikamente genau die vorhergesagte Wirkung! Also das Gegenteil der eigentlichen Medikamentenwirkung!!“

Auch bei der Aktivierung der „Selbstheilungskräfte des Körpers“ spielen Glaubenssätze eine wesentliche Rolle (vgl. Literaturempfehlung; BRODY und PERT).

Ob und wie ein Medikament wirkt, hängt vielfach davon ab, welche Wirkung sich der Patient verspricht!

Der amerikanische Arzt Howard BRODY, Professor für medizinische Ethik an der Michigan State University, hat in seinem Buch zahlreiche wissenschaftliche Studien aufgelistet, die Aufschluss über die Wirkung von Glaubenssätzen geben:

So wurde einer Gruppe Asthmapatienten ein Medikament zur Erweiterung der Bronchien verabreicht. Allerdings erhielten Sie den Hinweis, das Medikament würde die Bronchien verengen. Einige der Teilnehmer zeigten bei der anschließenden Messung tatsächlich ein verringertes Lungenvolumen. Auch die Umkehrung des Experimentes (Teilnehmer erhielten mit dem Hinweis, das Medikament würde die Bronchien erweitern, ein Medikament zur Bronchienverengung) zeigte, dass „die Kraft der mentalen Erwartung die chemische Wirkung aufheben und sogar umkehren kann". (Howard BRODY: Der Placebo-Effekt. Die Selbstheilungskräfte unseres Körpers, S. 83)

Beate schaut uns an und schmunzelt, als sie unsere erstaunten Gesichter sieht. Na ja, ich hätte sicher zu der anderen Hälfte gehört. Mein Körper lässt sich doch nicht irreführen! Noch während ich diese Gedanken bekräftige, fährt Beate fort.

ROSENTHAL war ein Schüler von Professor MERTON, der die Wirkung von „sich selbst erfüllenden Prophezeiungen" (self fulfilling prophecies) nachgewiesen hat.

„Mein zweites Beispiel ist in der Pädagogik als Pygmalion-Effekt bekannt. Dieser Effekt bezeichnet ein Phänomen, das erstmals von Robert ROSENTHAL, Professor für Psychologie an der Harvard University, beschrieben und später weltweit zigfach getestet und bestätigt wurde. Bei diesen Tests unterzog man Schulklassen einem Intelligenztest. Danach wurden die Lehrer darüber informiert, dass bestimmte Schüler aus ihrer Klasse einen außergewöhnlich hohen Intelligenzquotienten hätten. Tatsächlich aber wurden einzelne Namen nur willkürlich herausgepickt. Ein Jahr später absolvierten die gleichen Schüler erneut einen

Intelligenztest. Was meint ihr, was dabei herausgekommen ist?"

Wieder macht Beate eine ihrer schon bekannten Kunstpausen.

„Exakt jene Schüler, die den Lehrern als besonders intelligent genannt worden waren, hatten jetzt tatsächlich deutlich bessere Ergebnisse als ein Jahr zuvor!"

„Ja, das kann ich aus meinem Umfeld selbst bestätigen" ergänzt Peter. „Mein älterer Bruder war in Mathe ein echtes Genie. Und als ich seinen Mathelehrer bekam, war dieser der Meinung, ich hätte die gleichen Anlagen. Am Ende des Schuljahres hatte ich doch tatsächlich eine Zwei!"

Durch die Art unserer Erwartungshaltung beeinflussen wir das Potenzial unserer Mitmenschen – sowohl positiv als auch negativ!

Der Pygmalion-Effekt wirkt nicht nur in der Erziehung, sondern auch in der Mitarbeiterführung.

„Meine Einschätzung des Mitarbeiters, das heißt, welche Leistungen ich ihm zutraue, bleibt diesem natürlich nicht verborgen. Angefangen von der Körpersprache bis hin zu meiner Wortwahl sende ich kontinuierlich Signale aus, die ihm zeigen, welchen Stellenwert ich ihm beimesse. ... Durch meine Sichtweise kann ich das Potenzial (des Mitarbeiters) sowohl fördern als auch bremsen."
(Wolfgang SCHEIBER: Gelassen und fit durch den Führungsalltag, 2003, S. 78)

„Welche Erkenntnis können wir aus diesen wissenschaftlichen Untersuchungen für unser Rückenthema übernehmen? Das Experiment mit den Medizinstudenten zeigt uns ganz deutlich, dass Glaubenssätze auf unseren Körper starken Einfluss haben. Wenn dem so ist,

Solange wir nicht (mehr) daran glauben, dass unsere Rücken wieder gesund wird, hält dieser Zustand an.

dann liegt es doch nahe, dass wir uns ab heute auch für unseren Rücken einen Glaubenssatz zurechtlegen!"

„Wir sollen also glauben, unsere Rückenschmerzen gehören der Vergangenheit an!" Christa nimmt reflexartig die Hand vor den Mund. Das beruhigt mich, dass nicht nur mir dieses untersagte Wort noch viel zu geläufig ist.

Der Glaube an die Gesundung unseres Rückens ist der erste und wichtigste Schritt zu einem schmerzfreien Rücken!

„Natürlich nicht", lacht Beate, „wir gehen anders vor. Unser positiver Glaubenssatz für den Rücken lautet ab heute: ‚Mein Rücken wird wieder voll belastbar!'"

Beate bittet uns, diesen Satz zu notieren und als braincatcher© ebenfalls in unserer Wohnung aufzuhängen.

Alle schreiben ganz brav den Satz auf. Ob von den anderen wohl jemand dabei ist, der die Wirkung auch bezweifelt? Eigentlich würde ich Beate ganz gerne sagen, dass ich das für völligen Nonsens halte. Aber diesen Mut bringe ich dann doch nicht auf und außerdem stellt Beate schon die nächste Frage.

„Habt ihr schon mal erlebt, aus einem besonders intensiven Traum zu erwachen und mehrere Sekunden lang nicht zu wissen, ob ihr träumt oder wach seid?"

Alle nicken und Claudia fügt hinzu: „Das ist mir erst vorgestern passiert, aber leider, leider war's nur ein Traum …!"

„Woran liegt das?"

„Wenn man ganz besonders intensiv träumt und vom Wecker mittendrin geweckt wird", vermutet Ingrid.

„Zunächst einmal an folgender Tatsache", sagt Beate, steht auf und legt eine Folie auf den Overhead-Projektor.

Lehrsatz:
Unser Gehirn (die neuronalen Straßen) kann nicht unterscheiden, ob wir etwas tatsächlich erleben oder nur ganz intensiv daran denken!

„Zu diesem Lehrsatz möchte ich einen kleinen Test mit euch machen: Lehnt euch bequem in den Stuhl zurück und schließt bitte die Augen. Jetzt stellt euch in Gedanken eine Zitrone vor! Wie groß ist die Zitrone? Welche Farben hat sie, mehr gelb oder grün? Nehmt bitte in Gedanken ein Messer und schneidet die Frucht nun in kleine Scheiben! Legt euch eine Scheibe in den Mund und kaut darauf! Wie fühlt sich euer Speichel an?"

Nachdem uns Beate auffordert, wieder die Augen zu öffnen, muss ich lauthals lachen, als ich das Gesicht von Christa sehe, die mir direkt gegenübersitzt. Ihr Mund ist so zusammengezogen, als ob Sie tatsächlich eine ganze Zitrone gegessen hätte.

„Das funktioniert!", ruft Ingrid, die ebenfalls ihren Mund zu einer Schnute gezogen hat.

„Weshalb reagieren wir mit verstärkter Speichelsekretbildung, obwohl wir uns die Zitronenscheibe nur vorgestellt haben?", fragt Beate und gibt gleich selbst die Erklärung. „Immer, wenn wir eine Zitrone gegessen haben wurden die entsprechenden neuronalen Straßen im Geschmackszentrum unseres Gehirns ausgebaut. Sobald diese Nervenverbindung stark ausgeprägt ist, reicht allein schon die intensive Vorstellung einer Zitrone aus, diese zu aktivieren!"

„Die Übung mache ich gleich heute Abend mit meinem Freund!", lacht Claudia. „Der mag überhaupt nichts Saures!"

„Dazu gibt es ein Beispiel mit ganz ernsthaftem Hintergrund: Bei einem Experiment hatte man Patienten aufgefordert, die über mehrere Monate in einem Liegegips lagen, täglich eine halbe Stunde mental spazieren zu gehen. Nach der Gipsabnahme hatten diese einen wesentlich geringeren Muskelschwund als die Kontrollgruppe. Einige Patienten aus der Kontrollgruppe mussten das Bewegungsmuster ‚Gehen' sogar erst mühsam wieder neu erlernen!"

„Diese Übungen hätte man mit mir auch machen sollen", murmelt Claudia in sich hinein. Wahrscheinlich hat sie gerade an ihren mehrmonatigen Krankenhausaufenthalt gedacht.

„Genau diese Wirkung nutzen wir für die täglichen Hausaufgaben bis zur nächsten Woche", sagt Beate und teilt die Blätter aus.

Rücken-Braining®
Vertiefungsaufgaben für die 2. Woche

Aufgabe I:
Entwerfen Sie einen brain-catcher© mit folgender Aussage:
„Mein Rücken wird wieder kräftig und voll belastbar!"

Aufgabe 2:
Ziel: In Situationen, wo sich unser Rücken „ungut" bemerkbar macht, steuern wir durch Abrufen eines bestimmten Codewortes mental gegen.

Machen Sie eine Zeitreise in die Vergangenheit! Suchen Sie sich einen Tag aus, der für Sie auch heute noch mit vielen positiven Erinnerungen verknüpft ist und an dem Ihr Rücken keinerlei Probleme gemacht hat.

a) Schließen Sie die Augen und rufen Sie diesen außergewöhnlich schönen Tag wieder wach! Wie fühlen Sie sich an diesem Tag? Welche Stimmungen empfinden Sie? Welche Gedanken tauchen in Ihnen auf? Notieren Sie (möglichst ausführlich) Ihre Erinnerungen:

_____

_____

_____

_____

b) Überlegen Sie sich ein passendes Codewort, unter dem Sie diesen Tag mit all den positiven Gefühlen als „Bild" gedanklich abspeichern (z. B. Palme oder Mallorca etc.)

_____

c) Erstellen Sie zu diesem emotionalen Codewort© einen oder mehrere brain-catcher©: Schreiben Sie in die Mitte des Blattes Ihr Codewort und auf die restliche Freifläche die Gefühle, Erinnerungen usw., die Sie mit diesem Supertag in Verbindung bringen (eventuell ein dazu passendes Foto zusätzlich aufkleben).

Aufgabe für 2. und 3. Tag:
Schließen Sie die Augen und denken Sie an Ihr emotionales Codewort©. Rufen Sie dabei für drei bis fünf Minuten möglichst intensiv die damit abgespeicherten positiven Stimmungen wach!

Aufgabe für 4. bis 6. Tag:
An diesen Tagen machen Sie die gleiche Aufgabe, allerdings bei geöffneten Augen.

Ihr dritter Seminartag

Das lernen Sie heute:
- Weshalb chronische Rückenschmerzen das Selbstwertgefühl reduzieren und
- eine Technik, mit der Sie auch in Krisensituationen Ihr Selbstwertgefühl wieder aufbauen können.

„Mein emotionales Codewort heißt Hochzeit."
Beate erkundigt sich gerade nach unseren Seminarhausaufgaben.

„Mallorca ist mein Codewort."
Wie zumeist bin ich die Letzte in der Reihe.

„Mein emotionales Codewort heißt Frank."

„Aha."

„So heißt nämlich mein Sohn. Und mit diesem Codewort verbinde ich seine Geburt. Das ist für mich auch heute noch mit so viel positiven Gefühlen verbunden, obwohl Frank schon vierundzwanzig Jahre alt ist. Später bei Nadine, war es zwar auch schön, aber eben nicht so wie beim ersten Mal."

„Jeder von uns hat jetzt sein emotionales Codewort©", sagt Beate. „Es ist wichtig, dass ihr es möglichst täglich aktiviert. Sobald ihr daran denkt, sollten in Sekundenschnelle alle positiven Gefühle auftauchen, die ihr damit abgespeichert habt."

Beate schaut uns eindringlich an.

„Bei mir klappt das schon super", wirft Claudia ein und lacht. „Ich muss mich sogar bremsen, dabei nicht gleich ins Träumen zu geraten."

„Sobald sich zukünftig euer Rücken ungut bemerkbar macht, müsst ihr ganz intensiv an euer emotionales Codewort© denken. Damit könnt ihr in vielen Fällen die negativen Gefühle bereits im Ansatz stoppen."

Mit diesen Worten schaut uns Beate nachdrücklich an und erkennt unsere augenscheinliche Skepsis.

Je intensiver Sie sich in der Anfangsphase mit Ihrem emotionalen Codewort© beschäftigen, desto stärker kann es seine Wirkung entfalten. So kann ein Blumenliebhaber, der als emotionales Codewort© beispielsweise *Rose* trainiert hat, durchaus selbst den Geruch der Rose aktivieren.

Sobald Sie Ihr emotionales Codewort© schnell verfügbar abrufen können, bietet es sich an, für verschiedene Lebensbereiche spezifische emotionale Codeworte© zu entwickeln, beispielsweise eines, das Sie in typischen Ärgersituationen anwenden. Jeder von uns kennt Situationen, die fast schon „auf Knopfdruck" Ärgergefühle auslösen. Kreieren Sie hierfür ein spezielles emotionales Codewort©, mit dem Sie rechtzeitig gegensteuern und verhindern, dass die Ärgersituation Ihren restlichen Tag beeinflusst.

In so genannten „Durchhängephasen" können Sie sich ebenfalls mit geeigneten Codeworten neu motivieren. So verwendet der Extremsportler Thomas Hoffmann, den ich als Mentaltrainer coache, erfolgreich diese Technik, wenn er sich in seinen Expeditionen und Schlittenhunderennen in der Polarregion nahezu übermenschlichen Strapazen aussetzt.

„Natürlich funktioniert diese Technik erst, wenn wir sie gut trainiert haben, verstärkt durch das Zusammenwirken aller Techniken im Synergie-Effekt, wozu auch unsere körperlichen Übungen gehören.

Was mich ganz besonders freut, ist euer regelmäßiger Trainingsbesuch. Ausnahmslos alle habe schon enorme Fortschritte gemacht."

„Ich fühle mich anschließend immer richtig super", ergänzt Ingrid. „Ich hätte mir niemals vorstellen können, dass ich nach einem langen Arbeitstag noch die Energie habe zu trainieren. Wenn ich so weitermache, werde ich noch eine richtige Sportskanone."

Ingrids letzte Äußerung lässt alle schmunzeln, weil sie am ersten Seminartag zunächst hundert Ausreden hatte und Beate klar machen wollte, Sport sei absolut nichts für sie und die mentalen Übungen würden ihr völlig ausreichen. Aber Beate war hartnäckig und ließ sich auf keinen Kompromiss ein.

„Und wie geht's den anderen?"

„Ich fühle mich beim Autofahren wieder viel sicherer!", bringt sich Christa ein. „Durch unsere Dehn- und Mobilisationsübungen kann ich den Kopf beim Ein- und Ausparken wieder viel besser drehen!"

„Wenn ich nachts schlecht geschlafen habe und sich mein Rücken bemerkbar macht", Hans schmunzelt bei der Formulierung seines Alternativsatzes, „dann mache ich die Übungen noch auf der Bettkante sitzend und spüre dabei regelrecht, wie sich meine Energie-Akkus aufladen."

„Ich merke den Fortschritt besonders beim Autofahren", sagt jetzt Peter, „was mich nicht mehr annähernd

Mentales Training entfaltet seine maximale Wirkung im Synergie-Effekt mit den Kräftigungsübungen.

Regelmäßige Dehnungsübungen vermeiden nicht nur Rückenverspannungen, sondern wirken sich auch positiv auf viele Bewegungsmuster im Alltag aus.

so stark belastet wie früher. Meine Rückenmuskulatur muss schon wesentlich kräftiger geworden sein."

„Gut, das freut mich für euch. Kommen wir zum heutigen Thema, das ganz besonders spannend ist." Beate steht auf und geht zur Tafel.

„Unser nächstes Thema heißt ‚Selbstwertgefühl und Rückenprobleme'. Was hat unser Selbstwertgefühl mit unserem Thema zu tun? Wie fühlt sich jemand, der ständig Rückenprobleme hat?"

„Total down", sagt Christa.

„Bei mir ist es an solchen Tagen manchmal so schlimm, dass ich am liebsten gar nicht ins Geschäft gehen würde", ergänzt Ingrid, „weil ich wesentlich gereizter reagiere und schon bei Kleinigkeiten – Situationen, die nicht so laufen wie geplant – den Tränen nahe bin."

„Ingrid, das ist ein gutes Beispiel. Wenn unsere negativen emotionalen Straßen aktiviert sind, können sich positive Emotionen nur schwer entfalten. Dann sind wir meist gar nicht in der Lage, das Positive um uns herum wahrzunehmen!"

Ein zustimmendes Nicken von allen Seiten bestätigt Beates Aussage.

„Was meint ihr, wie wird sich bei einer Person, bei der vorwiegend die negativen Neuronenstraßen aktiviert sind, das Selbstwertgefühl langfristig entwickeln?"

„Logischerweise ebenfalls negativ!", sagt Claudia spontan. „Ich war vor meinem Motorradunfall eigentlich ein ganz lebenslustiger Typ, aber inzwischen ist mein Freundeskreis wesentlich geschrumpft. Und oft habe ich gar keine Lust, irgendwohin auszugehen."

„Du sprichst einen ganz wesentlichen Punkt an. Ein negatives Selbstwertgefühl führt über kurz oder lang zu einem eingeschränkten Aktionsradius, der wiederum unsere Lebensqualität beeinträchtigt." Beate schaut in die Runde und sieht unsere betroffenen Gesichter.

„Jetzt habe ich eine entscheidende Frage an euch. Wie fühlen wir uns aber, wenn unser Rücken wieder super belastbar ist und uns alle Aktivitäten ermöglicht, die wir gerne unternehmen möchten?"

Zunächst einmal herrscht Schweigen, als ob mit Beates Frage unsere Fantasie total überfordert sei.

„Einfach gut", kommt schließlich von Hans die erste Antwort.

„Top motiviert", schiebt Peter gleich nach.

Beate notiert die Aussagen und plötzlich kommt sie mit Schreiben kaum mehr nach. Zum Schluss stehen Worte wie *leistungsfähig, wertvoll, belastbar, anerkannt, beliebt, mitten im Leben, hoffnungsvoll, Freude an der Zukunft* auf der Tafel.

„Wäre es nicht gut, wenn wir verstärkt solche Gefühle hätten?", fragt sie und blickt erwartungsvoll in die Runde.

„Ja, aber davon sind wir ja noch meilenweit weg", antwortet spontan Christa.

Irgendwie habe ich das Gefühl, Christa sieht alles so negativ. Bei dem Gedanken muss ich jetzt doch schmunzeln, denn eigentlich bin ich in der Runde die große Skeptikerin. Wollte ich nicht bereits nach dem ersten Seminartag aufhören? Jetzt bin ich froh, dass ich damals nicht den Mumm hatte, mit dieser Absicht vor meinen Kindern zu erscheinen.

„Das mag ja sein, aber als Ziel nehmen wir uns das fest vor." Bestimmt und zugleich aufmunternd blickt Beate Christa an. „Und damit wir uns täglich an dieses

Allein schon das gedankliche Vorwegnehmen des gewünschten Zielzustandes unterbricht die Negativspirale.

61

Ziel erinnern, möchte ich euch bitten, einen zusätzlichen brain-catcher© anzufertigen. Schreibt bitte in die Mitte ganz groß den Satz: ‚So fühle ich mich, wenn mein Rücken wieder voll belastbar ist!' Anschließend schreibt um diesen Satz herum unsere Worte von der Tafel und hängt dieses Blatt zusätzlich in eurer Wohnung oder im Büro auf."

Übung I:
Die Zukunft vorwegnehmen!
Schreiben Sie auf ein DIN-A4-Blatt den Satz: „So fühle ich mich, wenn mein Rücken wieder voll belastbar ist!"
Notieren Sie anschließend um diesen Satz herum, die Gefühle und Assoziationen, die Sie mit diesem Ziel verbinden.
Hängen Sie diesen brain-catcher© zusätzlich zu den anderen in Ihrer Wohnung oder ins Büro.

Zwar sind wir gehorsame Seminarteilnehmer, denke ich, aber ob diese Gefühle bei mir jemals eintreten werden?

Als hätte Beate meine Gedanken erraten, führt sie auch schon an: „Auch wenn ihr euch jetzt die Realisierung dieses Zieles noch nicht vorstellen könnt, ist es dennoch wichtig, fest daran zu glauben. Denkt mal an unser Thema vom letzten Seminartag zurück. Worüber haben wir da gesprochen?"

„Über Glaubenssätze", sagen Hans und Claudia fast gleichzeitig.

„Ja genau, und mit diesem Glaubenssatz legen wir in unserem Gehirn eine neue positive neuronale Straße an. Erinnert euch an unseren ersten Seminartag: das Beispiel mit der Wiese, womit ich euch die Entstehung des Schmerzgedächtnisses erklärte. Jetzt stellt euch einfach vor, dass wir um diese Wiese einen Zaun ziehen, damit niemand mehr über den Trampelpfad gehen kann. Und damit die Spaziergänger genau wissen, welchen Weg sie gehen müssen, bauen wir die vorgesehene Alternative besser aus!"

„Und das soll funktionieren?", traue ich mich dann doch, meine Bedenken einzubringen.

„Ja natürlich! Sicher nicht von heute auf morgen. Dein Schmerzgedächtnis hat sich auch über Jahre hinweg festigen können, und deshalb müssen wir unserem Gehirn auch etwas Zeit geben, eine neue positive Nervenstraße anzulegen."

Indem sie meinen skeptischen Blick richtig deutet, ergänzt Beate gleich: „Mit den Aufgaben vom ersten Seminartag haben wir unserem Gehirn bereits die Möglichkeit gegeben, das Wort Rücken auch mit positiven Gefühlen in Verbindung zu bringen. Der zusätzliche brain-catcher© von heute verstärkt dieses Training. Denn wie bei eurer Gymnastik, bei der ihr bereits euren Körper wesentlich stärker fordert, müssen wir unserem Gehirn nunmehr ebenfalls einen zusätzlichen Leistungsanreiz geben."

„Das Rücken-Braining® ist ja irgendwie ganz logisch in sich aufgebaut", wirft Peter ein, und nickt dazu bestätigend.

„Dieses Lob freut mich", schmunzelt Beate, „und am nächsten Seminartag bekommt ihr eine Übungsaufgabe, von deren Ergebnis ihr wahrscheinlich sehr überrascht sein werdet. Aber mehr will ich noch nicht verraten."

Beate setzt sich wieder zu uns an den Tisch.

Mit der mentalen Vorstellung, dass der Rücken wieder voll belastbar ist, werden neue Nervenverbindungen angelegt, die eine Alternative zum Schmerzgedächtnis bilden. Das Schmerzgedächtnis wird neutralisiert.

Je intensiver das Schmerzgedächtnis ausgeprägt ist, desto mehr Geduld müssen Sie aufbringen, bis Ihre Mentalübungen erfolgreich wirken. Verzagen Sie also nicht, wenn sich der Erfolg nicht gleich von heute auf morgen einstellt!

Damit das Gehirn die gewünschten neuronalen Straßen ausbaut, müssen die Reize kontinuierlich verstärkt werden.

„Aber bleiben wir beim Thema *Selbstwertgefühl*. In den Managerseminaren gibt es seit Jahren hierzu eine ganz tolle Übung, denn auch Manager haben hin und wieder Persönlichkeitskrisen. Egal, ob Rückenprobleme oder nicht, es gibt immer wieder Situationen im Leben, in denen man Tiefschläge bekommt und seelisch einfach nicht so gut drauf ist! Deshalb ist es in solchen Fällen wichtig, eine Technik zur Hand zu haben, mit der man sich selbst aus dieser Situation befreien kann; ähnlich Münchhausen, der sich am eigenen Schopf aus dem Sumpf gezogen hat."

„Auf diese Technik bin ich aber gespannt", kommentiert Christa etwas ungläubig Beates Ankündigung.

„Die Technik besteht aus einer Auflistung eurer besonderen Fähigkeiten. Ihr erstellt gewissermaßen euer individuelles Stärkeprofil. Ich habe für mich auch solche Listen angelegt und in einem Ringbuch abgeheftet. Immer wenn ich etwas niedergeschlagen bin, nehme ich dieses Motivationsbuch zur Hand und lese meine Aufzeichnungen durch. Danach fühle ich mich gleich wieder besser!"

Beate schaut uns in der Hoffnung an, uns mit ihrer Aussage motiviert zu haben.

„Denn in dem Moment, in dem ich lese, was ich alles gut kann, meine besonderen Fähigkeiten also, tauchen sofort entsprechende Bilder in meinem Kopf auf. Und mit den Bildern natürlich auch die vielen positiven Emotionen, die ich damit verbinde."

„Nimm's mir nicht übel", kritisiert Christa und schüttelt den Kopf. „Aber manchmal habe ich solche Depressionen, da helfen auch zehn Listen nichts!"

„Probier es doch erst einmal aus", ermuntert Beate. „Nur was wir getestet haben, können wir auch beurteilen."

Die Techniken „emotionales Codewort©" und „individuelles Stärke-profil" wirken nach einem Prinzip, das Sie bereits von Ihren Urlaubsfo-tos kennen. Immer wenn Sie Ihr Fotoalbum ansehen, rufen Sie mit den Erinnerungen automatisch die Gefühle wieder wach, die Sie damals hatten.

Jedes intensive Erlebnis ist zusammen mit den entsprechenden Gefühlen in unserem Unterbewusstsein gespeichert und kann selbst Jahrzehnte später gezielt abgerufen werden. Je häufiger wir die diesbe-züglichen neuronalen Straßen aktivieren, desto stärker werden diese ausgebaut und ermöglichen eine schnelle und besonders intensive Gefühlsaktivierung.

Daniel L. SCHACTER, einer der bekanntesten Gedächtnisforscher der Welt, belegt, dass für die Intensität unserer Erinnerung nicht wie bislang vermutet die Intensität des damaligen Ereignisses verantwort-lich ist, sondern die Art der Fragestellung („Abrufreiz"), mit der wir uns an dieses Ereignis erinnern.

„Wie Sie sich eines Ereignisses entsinnen, hängt von den Absichten und Zielen ab, die Sie zu dem Zeitpunkt haben, da Sie sich an den Vorgang zu erinnern versuchen." (Daniel L. SCHACTER: *Wir sind Erin-nerungen. Gedächtnis und Persönlichkeit. S. 46*)

„Noch ein wichtiger Hinweis zu unserer Hausaufgabe. Ich möchte nächs-tes Mal nicht wissen, was ihr aufgeschrieben habt, sondern nur wie viel, okay?"

Mit diesen Worten teilt Beate unsere Seminarhausaufgaben aus und verabschiedet uns bis zum nächsten Mal.

Rücken-Braining®
Vertiefungsaufgaben für die 3. Woche

Aufgabe: Mein persönliches Stärkeprofil

a) Schreiben Sie folgende Überschrift auf ein Blatt:
„Darauf bin ich besonders stolz!" Nehmen Sie sich anschließend mindestens zehn Minuten Zeit und listen Sie entsprechende Fähigkeiten, Eigenschaften, Errungenschaften etc. auf.

b) Erweitern Sie diese Liste *täglich* um mindestens drei Punkte. Diese Punkte können auch „Kleinigkeiten" sein, die Ihnen an diesem Tag besonders gut gelungen sind!

Tipp: Sammeln Sie diese Blätter in einem schönen Ringbuch! Eine besonders starke Wirkung erzielen Sie, wenn Sie zu den einzelnen Punkten Fotos dazukleben!

Ablenkung vom Schmerz.

Die Mannheimer Neuropsychologin Herta FLOR untersuchte in einer Studie, inwieweit sich das Verhalten der Angehörigen von chronischen Rückenpatienten auf deren Schmerzen auswirkt. Ergebnis: Patienten, die von den Angehörigen bemitleidet und liebevoll umsorgt wurden,

„...mussten weit größere Qualen ertragen, weil sie mit der Zeit immer schmerzempfindlicher wurden. Denn das Gehirn reagiert um so stärker auf Reize, je mehr Beachtung wir diesen schenken. Das zeigte sich sogar in den Kurven der Hirnströme, die Flor aufnahm: Bei Menschen mit fürsorglichen Partnern riefen die Schmerzreize bis zu dreimal größere Ausschläge hervor als bei jenen, deren Partner das Leiden nicht ganz so wichtig nahmen. Der Unterschied trat aber nur dann auf, wenn der Lebensgefährte im Zimmer war – so subtil verändern Nuancen unser Körpergefühl." (Quelle: GEO, Ausgabe 10 / 2003; Stefan KLEIN: „ ... ohne Risiken und Nebenwirkungen").

Dieses Ergebnis darf natürlich nicht dahingehend missverstanden werden, dass Fürsorge an sich abzulehnen sei, sondern vielmehr soll das empathische Eingehen auf den Partner in Form von Ablenkung erfolgen. Indem die Gedanken auf andere Themen gelenkt werden, werden andere neuronale Straßen aktiviert. Diese Wirkungsweise kennen nahezu alle Eltern: Auch wenn sich das Kind schlimm verletzt hat, vergehen die Schmerzen am schnellsten, wenn Mutter oder Vater – nach der Erstmaßnahme – das Kind mit einem Spiel oder Vorlesen ablenken.

Eine ähnliche Ablenkungswirkung erfolgt auch durch das emotionale Codewort©. Je geübter diese Technik ist und je positiver die Assoziationen sind, die unser Codewort hervorruft, desto erfolgreicher können wir damit selbst starken Schmerzen gegen wirken.

Ihr vierter Seminartag

Das lernen Sie heute:
- Wie Sie allein über die Vorstellungskraft positive Gefühle aktivieren können und
- dass sich positive Sichtweisen schnell einstellen, wenn erst einmal entsprechende Nervenbahnen angelegt sind.

„Jetzt bin ich mal gespannt, wie viele Blätter ihr zu dem Satz *,Darauf bin ich besonders stolz'* angefertigt habt?" Mit diesen Worten begrüßt uns Beate und schaut fragend in die Runde.

Keiner meldet sich zu Wort. Alle schauen „geschäftig" auf ihre Unterlagen.

„Eurem Schweigen entnehme ich, dass ihr mit euren Aufzeichnungen noch nicht beim zweiten Blatt angelangt seid. Hab ich Recht?"

„Bei mir steht noch gar nichts drauf!", meldet sich Christa fast entrüstet zu Wort. „Ich habe mich zwar jeden Tag mindestens fünf Minuten hingesetzt, wobei mir auch das eine oder andere eingefallen ist, aber aufgeschrieben habe ich letztendlich nichts."

„Und weshalb nicht?"

„Ja, so bedeutsam war es dann doch nicht!"

„Dann will ich die Frage einmal anders formulieren: Wer von euch hat mehr als zehn Eigenschaften oder Errungenschaften aufgelistet?"

„Bei mir sind es etwa vierzehn Positionen", antwortet Peter, der offensichtlich über das meiste Selbstwertgefühl in unserer Gruppe verfügt. Kein Wunder, schließlich

Bei vielen Seminarteilnehmern ist das Wort „Stolz" ausschließlich negativ besetzt und wird mit „angeben", „prahlen" usw. in Verbindung gebracht. Diese negative Interpretation gibt Aufschluss über das geringe Selbstwertgefühl.

hat er schon über seine Firma verschiedene Persönlich-
keitsseminare absolviert.

„Am ersten Tag sind mir zwar auch nur zwei oder
drei Sachen eingefallen, aber ab dem zweiten Tag ging's
dann wesentlich zügiger." Peter holt tief Luft und setzt
nach: „Aber auch ich bin mir keineswegs sicher, ob diese
Punkte wirklich etwas Besonderes sind."

„Genau das ist das Problem!"

Beate nickt mit dem Kopf und schaut mit ernstem
Gesicht in die Runde.

„Wenn sich einmal negative Straßen in unserem Gehirn gebildet haben, fällt es einem immer schwerer, positive Dinge an sich selbst festzustellen, weil man immer
glaubt, das sei etwas ganz Selbstverständliches."

Erneut macht Beate eine Pause.

„Wer von euch hat denn auf seinem Blatt notiert, dass
er stolz darauf ist, sich zum Rücken-Braining®-Seminar
angemeldet zu haben?"

„Ja, kann man denn darauf stolz sein?", unterbricht Christa spontan und schaut ungläubig in die
Runde – offensichtlich erwartet sie Zustimmung von
uns.

„Aber selbstverständlich. Die meisten Menschen, die
jahrelang unter chronischen Rückenbeschwerden leiden,
geben irgendwann einmal auf. Sie verfallen in eine Passiv-
rolle und hoffen höchstens darauf, dass ihnen irgendein
Therapeut irgendwann einmal helfen kann."

Beate lässt ihre Worte wirken.

„Aber ihr habt mit eurem Entschluss, an diesem Seminar teilzunehmen, bewiesen, dass ihr aktiv etwas dagegen tun wollt! Ihr habt euch aus der Opferrolle heraus-
bewegt und Verantwortung für euch übernommen!"

Häufig dauert es einige Tage, bis das Gehirn sich daran gewöhnt hat, den Fokus auf positive Fähigkeiten auszurichten. Also nicht verzagen, wenn Ihnen anfangs wenig einfallen sollte.

Ein geringes Selbstwertgefühl führt dazu, dass selbst positive Fähigkeiten nur gering bewertet werden. Dies macht deutlich, wie die pessimistische Perspektive bereits zur Grundhaltung geworden ist.

Diese Punkte können Sie auf Ihre Liste setzen:

- Übernahme von Eigenverantwortung für die Gesundheit.
- Selbstdisziplin beim Einüben der verschiedenen Mentaltechniken.
- Konsequenz beim täglichen Üben der Stretchingtechniken.
- Erste Fortschritte bei den Kräftigungsübungen.

„Stimmt, eigentlich kann man das durchaus so sehen", bestätigt Ingrid und auch Christa nickt jetzt zustimmend.

Ich kann dem zwar nicht ganz beipflichten, denn schließlich habe ich meine Teilnahme nur meinem Geburtstagsgeschenk zu verdanken, was mich allerdings nicht davon abhält, ebenfalls zu nicken.

„Und wie sieht es mit euren Gymnastikübungen aus? Hättet ihr euch vor drei Wochen vorstellen können, mehrmals die Woche regelmäßig mit Kräftigungsübungen euren Körper zu trainieren?"

„Mensch, du hast ja völlig Recht", antwortet Claudia, „wenn ich so weitermache, kaufe ich mir doch tatsächlich wieder ein Motorrad!"

„Unser Stärkeprofil zu entwickeln, ist eine der wichtigsten Übungen unseres Seminars."

Beate schaut uns ganz ernst an.

„Am besten, ihr notiert jetzt gleich die genannten Beispiele."

Beate wartet, bis wir unsere Notizen gemacht haben.

„Auch die Tatsache, dass Ihr bereits seit drei Wochen täglich die Hausaufgaben macht, das heißt euch in eurer Persönlichkeit weiterbildet, ist etwas Außergewöhnliches. Denkt nur daran: Die meisten Menschen verhalten sich in ihrer Freizeit nur passiv und verbringen die meiste Zeit vor dem Fernseher. Ihr jedoch arbeitet an euch."

Irgendwie hat sie Recht, denke ich. Wenn ich es mir genau überlege, war meine einzige Weiterbildung in den letzten zwanzig Jahren ein Italienisch-Anfängerkurs in der Volkshochschule. Den musste ich allerdings abbrechen, weil ich wegen meiner Rückenschmerzen zu oft gefehlt hatte.

Die kontinuierliche Fortschreibung Ihres individuellen Stärkeprofils trägt entscheidend zum Aufbau eines gefestigten Selbstbewusstseins bei!

„Denkt ebenfalls an euren Alltag, da gibt es sicher viele Tätigkeiten, die ihr besonders gut könnt. Auch ‚Verständnis für andere aufbringen' oder ‚einfach ein guter Zuhörer sein', sind besondere Fähigkeiten." Wieder macht Beate eine Pause und wartet darauf, ob ihre Impulse Wirkung zeigen.

Spontan fällt mir ein, dass Nadines Freundinnen recht häufig mit mir über ihre Probleme sprechen. Offensichtlich kann ich es ganz gut mit der jüngeren Generation. Und die Freizeit-Volleyballgruppe meines Mannes schwärmt jedes Mal von meinem Käsekuchen, den ich für ihr Sommerfest backe. Ob ich das auch aufschreiben soll ...?

Als wäre ein Damm gebrochen, haben plötzlich alle fleißig mit Schreiben begonnen. Und Ingrid fragt sogar, ob sie ein weiteres Blatt haben könne.

„Ist schon irgendwie komisch", sagt sie ganz enthusiastisch, „so wie du das jetzt erklärt hast, fallen mir tausend Dinge ein."

„Nachdem ihr jetzt offensichtlich doch eure Stärken entdeckt habt, möchte ich euch bitten, ab heute zusätzlich an mindestens einem Tag pro Woche eure Liste zu ergänzen."

Zufrieden mit unserem offensichtlichen Lernfortschritt schaut Beate schmunzelnd in die Runde. Irgendwie versteht es unsere Seminarleiterin immer wieder, unsere negativen Denkblockaden zu lösen und uns zu motivieren.

„Als Einstieg für unser nächstes Thema möchte ich mit euch eine kleine Übung durchführen."

Notieren Sie beim Erstellen Ihres Stärkeprofils auch „Kleinigkeiten"; selbst wenn diese im ersten Moment eher unbedeutend erscheinen. Dadurch lernt das Gehirn Schritt für Schritt eine neue Perspektive einzunehmen und erkennt zunehmend mehr positive Aspekte.

Viele Seminarteilnehmer empfinden das Durchbrechen ihrer pessimistischen Sichtweise, die sich im Lauf der Jahre verinnerlicht hat, regelrecht als „innere Befreiung".

Mit diesen Worten weist uns Beate an, uns zurückzulehnen, die Augen zu schließen und uns auf die nachstehende Aufgabe zu konzentrieren.

„Welche Worte, welche Emotionen und Gefühle beziehungsweise welche Bilder verbindet ihr mit dem Satz: ‚Mein Rücken ist gesund, stark und leistungsfähig!‘"

Ganz spontan fällt mir dazu natürlich ein, dass ich in diesem Falle ohne Zwangspausen durchbügeln könnte und eventuell Zeit hätte, des Öfteren meine heiß geliebten Spaziergänge rund um unseren Baggersee durchzuführen. Das kleine Wäldchen an der Nordseite des Sees sieht zu jeder Jahreszeit traumhaft schön aus. Und wenn ich mich dann auf die Bank setze und dem Schwanenpaar zusehe, das majestätisch über den See gleitet, kann ich enorm viel Energien auftanken. Wahrscheinlich würde auch meine Familie davon profitieren, denn manchmal bin ich abends ganz schön gereizt. Noch mitten in meinen Gedanken höre ich Beates auffordernde Stimme, die Augen zu öffnen.

„Wie fühlt ihr euch, wenn euer Rücken gesund, stark und leistungsfähig ist?"

Mit diesen Worten greift Beate einen Filzstift und geht zur Tafel.

„Völlig ausgeglichen", sagt Ingrid spontan, die wohl ähnliche Assoziationen hatte wie ich.

„Wesentlich belastbarer", antwortet Peter.

„Jung und dynamisch, lebensfroh, unternehmungslustig, wertvoll, fit und vital, energiegeladen." Auf der Tafel ist fast kein Platz mehr, als Beate unsere Zurufe unterbricht.

Übung 1:

Konzentrieren Sie sich bei geschlossenen Augen für einige Minuten auf folgenden Satz:

„Mein Rücken ist gesund, stark und leistungsfähig!"

Welche Gefühle verbinden Sie mit diesem Satz? Notieren Sie anschließend Ihre Gedanken in Stichworten auf einem Blatt Papier.

„Jetzt kommt etwas Wesentliches", sagt Beate und unterstreicht die ersten beiden Worte in dem Satz: „Mein Rücken ist gesund, stark und leistungsfähig!"

„Erinnert euch an unseren ersten Seminartag. Da hatten wir bereits eine ähnliche Übung, nämlich zum Wort *Rücken* Assoziationen aufzuschreiben. Könnt ihr euch noch erinnern, was damals auf der Tafel stand?"

„Ungeliebt, kraftlos", ruft Christa spontan in die Runde.

„Ja. Nur negative Emotionen sind euch damals eingefallen, wenngleich meine Anweisung ganz neutral gehalten war. Heute allerdings lautete die Vorgabe ganz bewusst: *euer Rücken.*"

„Das ist ja nicht zu glauben!", erwidere ich spontan.

„Das hätte ich mir nie träumen lassen!", schiebt Hans gleich nach.

„Hätte ich euch diesen Satz am ersten Seminartag als Aufgabe gestellt, wie wäre wohl eure Reaktion darauf gewesen?"

„Da hätte ich dich wahrscheinlich ausgelacht!", antwortet Claudia wahrheitsgemäß.

„Ja, mit einer solchen Formulierung hättet ihr am ersten Seminartag mit Sicherheit noch überhaupt nichts

Speziell Übung 1 zeigt pessimistischen Seminarteilnehmern, welch erstaunliche Wirkung die Mentalübungen entfalten können.

Der didaktische Aufbau des Rücken-Braining®-Seminars führt Schritt für Schritt hin zu positivem Denken. Die Teilnehmer erkennen bereits nach wenigen Wochen ihre diesbezüglichen Fortschritte.

anfangen können!'", sagt Beate und schaut schmunzelnd in die Runde, weil unsere Verblüffung ganz offensichtlich ist.

„Diese Aufgabe beweist, dass ihr bereits große Fortschritte gemacht habt! Ihr habt in eurem Gehirn, das zwischenzeitlich gelernt hat, dass es für das Wort *Rücken* auch durchaus positive Assoziationen gibt, erfolgreich eine neue neuronale Straße angelegt!"

Hans schüttelt immer noch verwundert den Kopf.

„Ich kann es überhaupt noch nicht glauben, dass eine solche Änderung in nur drei Wochen möglich ist!"

„Und somit haben wir noch einen weiteren Punkt, den wir auf unsere Stärkeliste schreiben können!", führt Beate weiter aus. „Diesen Lerneffekt werden wir jetzt mit einer weiteren Übung verstärken."

Beate geht zur Tafel und stellt die Frage: „Welche Worte rufen bei euch eine besonders positive Stimmung hervor? Das können auch Aktivitäten sein, Gefühle usw. Was sind ‚schöne Worte' für euch?"

Wärme, fällt mir spontan ein. *Urlaub, tanzen, lachen, fantastisch ...*

Unsere Antworten kommen so schnell, dass Beate kaum mit dem Schreiben nachkommt.

„Eure nächste Aufgabe besteht nun darin, zusammen mit eurem Sitznachbarn einen Satz zu formulieren, bei dem eines der hier auf der Tafel notierten Wörter und zusätzlich noch das Wort *Rücken* vorkommt."

Beate kreist das Wort *tanzen* ein. „Mit *tanzen* könnte man formulieren: ‚Beim Tanzen spüre ich die Hand meines Partners wohltuend auf meinem Rücken'."

In den Rücken-Braining®-Seminaren werden viele Übungen in Partnerarbeit absolviert. Dadurch wird nicht nur das „Wir-Gefühl" gefördert, sondern auch ein schnellerer Lernfortschritt erzielt.

Mit Peter, der heute neben mir sitzt, mache ich mich gleich an die Aufgabe heran. *Wärme* ist unser Ausgangswort. „Am Strand liegend, wärmt die Sonne meinen Rücken", formulieren wir unseren ersten Satz. „Kräftig, wie mein Rücken zwischenzeitlich ist, wandern wir den Berg hoch", lautet unser zweiter Satz. Das macht richtig Spaß, doch schon unterbricht uns Beate mit der Aufforderung, unsere Sätze vorzulesen. Da auch die anderen Teams sehr kreativ waren, löst so mancher Satz allgemeine Erheiterung aus.

„Ist es nicht erstaunlich, was man mit einem ‚fitten Rücken' alles in Verbindung bringen kann? Aber auch bei dieser Übung hättet ihr wahrscheinlich gestreikt, wenn wir diese bereits am ersten Seminartag gemacht hätten. Ist es nicht so?"

„Da wäre mir mit Sicherheit kein einziger Satz eingefallen!", bestätigt Christa sofort.

„Unsere Seminarhausaufgabe besteht genau aus dieser Übung. Die von euch formulierten Sätze schreibt bitte auf einen brain-catcher© und hängt diesen in eurer Wohnung oder im Büro auf. Solltet ihr in einem Magazin ein passendes Bild dazu finden, klebt das zusätzlich auf. Ihr wisst ja, ein Bild sagt mehr als tausend Worte!"

„Bei mir zu Hause gehen so langsam die freien Stellen aus, wo ich noch brain-catcher© aufhängen könnte", sagt Ingrid lachend. „Aber irgendwie macht das riesig Spaß. In den ersten zwei Wochen habe ich jedes Mal, wenn wir Besuch bekommen haben, noch schnell die brain-catcher© abgehängt, weil ich mich geniert habe und entsprechende Kommentare unserer Gäste vermeiden wollte. Aber mittlerweile stehe ich voll und ganz dahinter."

Wie schon auf S. 41 erwähnt, nimmt unser Unterbewusstsein viele Millionen Impulse pro Sekunde auf. Es ist also gar nicht entscheidend, dass wir die brain-catcher© bewusst wahrnehmen. Die entsprechende Botschaft entfaltet dennoch ihre Wirkung.

„Mir ging's genauso", ergänzt Hans. „Erst letzte Woche war die Schwester meiner Frau zu Besuch bei uns, die ebenfalls Rückenprobleme hat. Und nachdem ich ihr schwärmerisch von unserem Rücken-Braining®-Seminar erzählt habe, hat sie sich entschlossen, beim nächsten Seminar teilzunehmen!"

„Da bedanke ich mich ganz herzlich für die Werbung", sagt Beate und fährt gleich weiter fort: „Ihr kommt dann beide in den Vorteil, euch auch nach dem Seminar immer wieder an die einzelnen Übungen gegenseitig erinnern zu können. An dieser Stelle möchte ich nämlich bereits einen ganz wichtigen Hinweis geben."

Beate unterbricht ihre Aussage mit mahnendem Blick in die Runde.

Damit sich die erwünschten neuronalen Straßen auch dauerhaft bilden können, ist permanentes Üben der Techniken erforderlich. (vgl. hierzu: Infokasten S. 77)

„Selbstverständlich müsst ihr das mentale Training auch nach Ende unseres Seminars weiterführen. In regelmäßigen Abständen solltet ihr immer wieder eure Unterlagen zur Hand nehmen und einzelne Übungen wiederholen. Aber dazu werde ich euch am sechsten Seminartag noch konkrete Tipps geben."

Mit diesen Worten teilt Beate unsere Seminarhausaufgaben aus und verabschiedet sich bis zum nächsten Mal.

Rücken-Braining®
Vertiefungsaufgaben für die 4. Woche

Aufgabe 1:
Führen Sie an *jedem* der nächsten sechs Tage die Punkte 1 bis 3 aus!
1. Suchen Sie ein Wort, das positive Gedanken in Ihnen auslöst (z. B. Wandern, Tanzen, Lesen ...)!

2. Formulieren Sie zu diesem Wort einen Satz, bei dem zusätzlich das Wort *Rücken* vorkommt (in positiver Bedeutung!) und schreiben Sie diesen ebenfalls auf das Blatt. (z. B.: Mein Rücken ist so fit, dass ich beim Wandern den Rucksack mit Leichtigkeit tragen kann!) Wenn Sie in einem Magazin ein passendes Bild dazu finden, kleben Sie dieses verstärkend hinzu.

3. Hängen Sie diesen brain-catcher© in Ihrer Wohnung oder im Büro auf.

Ziel: Analog zu den Aufgaben der ersten Woche werden für das Wort *Rücken* positive neuronale Straßen geprägt.

Aufgabe 2:
Erweitern Sie täglich Ihr Stärkeprofil um mindestens drei Eintragungen (auch „Kleinigkeiten" notieren)!

Lernen ist ein Prozess.
In ihrem Video *Denk-Strategien* zeigt Managementtrainerin Vera F. Birkenbihl an einer Skizze auf, wie sich das Verhältnis Zeitaufwand und Effizienz in den einzelnen Lernphasen auswirkt. Für die ersten Trainingsfortschritte muss in der Regel viel Zeit aufgewendet werden. Bei kontinuierlichem Training jedoch ändert sich das Zeit-/Effizienzverhältnis. Schon bei geringerem Zeitaufwand werden die Techniken immer

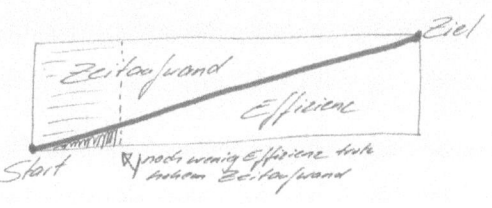

effizienter (Vera F. BIRKENBIHL: Denk-Strategien, Video, GABAL, 2003)

In der ersten Lernphase wird im Gehirn gewissermaßen nur ein Pfad angelegt. Je häufiger diese Nervenverbindungen genutzt werden, desto stärker prägen sie sich aus. Im Laufe der Zeit entsteht regelrecht eine „Nervenautobahn". Die Informationsdaten können wesentlich schneller fließen, das heißt: Die Techniken zeigen größere Wirkung.

Diese phänomenale Eigenschaft unseres Gehirns gilt leider auch für Negatives. Nach dem gleichen Prinzip ist auch das Schmerzgedächtnis entstanden, das Ursache vieler chronischer Rückenbeschwerden ist. Im Lauf der Zeit hat unser Gehirn die für die Schmerzen zuständigen Nervenverbindungen so stark ausgebaut, dass bereits kleinste Signale auf dieser „Schmerzautobahn" schnelle und intensive Schmerzattacken auslösen können.

Diese neuronalen Straßen weisen allerdings noch eine weitere Eigenschaft auf: *Werden Nervenverbindungen nur noch selten benutzt, dann baut unser Gehirn diese ab!* Aus der nicht mehr genutzten Autobahn wird wieder ein Trampelpfad, der sogar im Lauf der Zeit fast völlig verschwinden kann. Diese Flexibilität unserer Nervenverbindungen nutzen wir bei der Rücken-Braining®-Therapie. Mit speziellen Techniken bauen wir neue Denk- und Verhaltensweisen auf und bieten damit unserem Gehirn eine Alternative zum Schmerzgedächtnis – gewissermaßen ein alternatives Straßennetz. Je intensiver wir diese neuen (Nerven-)Straßen benutzen, desto stärker werden sie ausgebaut. Natürlich braucht es seine Zeit, bis die Nervenstraßen unseres Schmerzgedächtnisses völlig abgebaut sind. Deshalb ist es zwingend notwendig, die Übungen und Techniken der Rücken-Braining®-Therapie auch über das sechswöchige Seminar hinaus zu üben. Wie am sechsten Seminartag aufgezeigt wird, wirkt sich diese Kontinuität *nicht nur positiv auf unseren Rücken, sondern auf nahezu alle anderen Lebensbereiche aus.*

Ihr fünfter Seminartag

Das lernen Sie heute:
- Der positive Einfluss von Zielen und
- fünf Regeln, wie Ziele bestmöglich erreicht werden können.

„Ich muss euch jetzt unbedingt etwas ganz Lustiges erzählen", sagt Claudia, nachdem Beate mit uns die Seminarhausaufgaben besprochen hat.

„Ihr wisst ja, dass ich in einer Boutique als Verkäuferin arbeite. Fast wöchentlich kommt eine Stammkundin ins Haus geschneit, die sich jedes Mal aufführt, als wäre sie Ihre Majestät persönlich. Sehe ich sie nur zur Tür hereinkommen, geht mein Pulsschlag nach oben. Manchmal verspritzt sie so viel Gift, dass mir fast die Tränen in den Augen stehen."

Claudia fuchtelt aufgeregt mit den Armen.

„Ich habe meiner Chefin gesagt, dass ich diese Zicke nicht mehr bedienen will, aber jedes Mal kommt der Hinweis auf den Umsatz, den wir mit ihr machen.

Vorgestern also kam besagte Diva wieder in den Laden und sofort stieg mein Blutdruck. Doch in diesem Augenblick habe ich mich an mein emotionales Codewort© erinnert."

Claudia macht eine Kunstpause und genießt unsere gespannten Blicke.

„Dieses habe ich in den letzten Wochen besonders intensiv geübt. Und während ich ihr unsere neue Kollektion zeigte, habe ich sie angelächelt und mich dabei ganz intensiv auf mein emotionales Codewort© konzentriert."

Claudia wird bei ihrer Erzählung immer lebhafter. Man spürt regelrecht, wie sie diese Szene in Gedanken noch einmal erlebt. Gespannt hören wir ihr zu.

Die Technik des emotionalen Codewortes© lässt sich in vielen Alltagssituationen einsetzen! (siehe hierzu auch Infokasten S. 58)

„Ihr hättet die Tussi vielleicht sehen sollen. Von Minute zu Minute wurde sie immer irritierter. Auch ihr Kommentar: ‚Zu Hause könne man das ja gerade noch anziehen', konnte meinem freundlichen Lächeln nichts anhaben. Daraufhin hat sie nicht mal versucht, wie sonst üblich, den Preis zu drücken. Sie hat nur bezahlt und ist fast schon fluchtartig abgetreten", strahlt Claudia stolz in die Runde.

„Das freut mich riesig für dich", sagt Beate glucksend, die sich wahrscheinlich die Szene genauso wie wir bildhaft vorstellen konnte. „Dann seid ihr ja optimal für unser nächstes Thema motiviert, bei dem wir uns wiederum mit den so genannten Glaubenssätzen beschäftigen wollen. Dieses Mal möchte ich euch die Geschichte vom Adler im Hühnerstall vorlesen."

Adler oder Huhn?

Ein Adlerküken, dessen Eltern gerade auf Futtersuche waren, konnte es nicht abwarten und versuchte seinen ersten Flug. Doch schon nach den ersten Flatterversuchen landete es sehr unsanft auf dem Boden. Nach kurzer Zeit kam eine Bäuerin vorbei und fand das kleine Adlerküken. Sie nahm es mit nach Hause und gab es zu den anderen Küken in den Hühnerstall – in der Hoffnung, das Adlerküken würde von den Hühnern angenommen. Und wie erhofft, akzeptierten die Hühner es als ihr eigenes Küken. Der kleine Adler wuchs fortan in dem Bewusstsein heran, er sei ein Huhn! Er scharrte nach Würmern und flatterte nur ab und zu ein paar Meter auf einen Baum.

Eines Tages sah er hoch am Himmel einen Adler majestätisch seine Kreise ziehen. Er schaute diesem bewundernd zu und fragte die anderen Hühner: „Wer ist das?" – „Das ist der Adler, der König der Lüfte." – „Warum kann der so toll fliegen? Wäre es nicht schön, wenn wir auch so fliegen könnten?" – „Spinnst du? Das geht doch nicht, wir sind doch nur Hühner!" Schade, schade, dachte der Adler und lebte so weiter, bis er eines Tages in dem Bewusstsein starb, nur ein Huhn gewesen zu sein!

Diese Story wird seit Jahren von vielen Motivationstrainern verwendet; leider ohne Quellenangabe. Viele ähnlich aufbauende Geschichten finden interessierte Leser im Hörbuch „Chickensoup for the Soul" (Rusch-Hörbuchverlag).

Beate sieht in die Runde und schaut in unsere nachdenklichen Gesichter. Wahrscheinlich stellt sich gerade jeder von uns die Frage, ob er nicht auch ein „verkappter" Adler ist.

„Dies ist eine Parabel. Aus der Schulzeit wissen wir, dass Parabeln durch die Stimme der Tiere uns Menschen eine Lebensweisheit vermitteln wollen. Was ist denn in dieser Geschichte die Botschaft?"

Übung 1:
Lassen Sie die Geschichte einige Minuten auf sich wirken.
Notieren Sie Ihre Gedanken:

„Wahrscheinlich, mehr an unsere Fähigkeiten zu glauben", antwortet Ingrid.

„Dass wir uns von anderen nicht einreden lassen sollten, dieses und jenes könnten wir ja sowieso nicht", ergänzt Hans.

Auch Claudia meldet sich zu Wort: „Das erinnert mich an meine Eltern, die mir nach der Schule eingeredet haben, eine Schreinerlehre wäre nichts für mich. Das sei ein typischer Männerberuf. Und mittlerweile bin ich der Heimwerker im Haus, denn mein Freund hat absolut zwei linke Hände. Ich glaube, als Schreinerin hätte ich mich wesentlich wohler gefühlt."

Auch mir fällt auf, dass es enorm viele Situationen gibt, in denen ich mich von anderen beeinflussen lasse. Erst kürzlich, als ich mit meiner Freundin beim Einkaufsbummel war und mir dieses schicke Kleid kaufen wollte, habe ich mich ihrer Meinung angeschlossen, in unserem Alter sei das doch nicht mehr angebracht.

„Die Parabel vom Adler im Hühnerstall war nur eine Geschichte. Ich hatte euch vor drei Wochen schon Beispiele aus dem realen Leben genannt. Es gibt noch viele weitere Beispiele, die aufzeigen, welch enorm einengende Auswirkung Glaubenssätze haben können." Beate steht auf und geht vor zur Tafel.

Bereits seit Jahren gehört Mentaltraining zu den wichtigsten Trainingsmethoden im Hochleistungssport. Die Mentaltechniken dienen nicht nur zur Motivation, sondern beschleunigen auch die Technikverbesserung. Sobald eine Technik in Grobform erlernt ist, ermöglicht mentales Üben eine schnellere Perfektion.

„In den USA ist der „1-Meilen-Lauf" eine ganz populäre Disziplin in der Leichtathletik. Jahrzehntelang galt die Aussage: ‚Eine Meile kann nicht unter vier Minuten gelaufen werden!' Zahlreiche Wissenschaftler hatten dies in verschiedenen Expertisen genauestens nachgewiesen! Der Mensch könne aufgrund seiner Biomechanik diese vier Minuten einfach nicht unterschreiten."

Beate macht eine Kunstpause und fährt dann fort: „Bis sich 1954 ein Sportler namens Roger Bannister sagte: ‚Das gilt nicht für mich!‘, und die Vierminutengrenze unterbot. In demselben Jahr gelang dies weiteren siebenunddreißig Läufern und im darauf folgenden sogar über dreihundert. Die Trainings- oder Lauftechnik hatte sich nicht verändert, sondern lediglich das Denken! Plötzlich war für alle bewiesen, dass man das schaffen kann!“

„Da fällt mir auch ein Beispiel ein“, meldet sich Christa zu Wort. „Viele glauben, Spinat sei wegen des hohen Eisengehaltes so gesund. Dabei hatte lediglich die Sekretärin bei der Abschrift des Manuskriptes das Komma falsch gesetzt. Obwohl bereits 1930 der Irrtum korrigiert wurde, besteht dieser Glaube nach wie vor.“

Die Ernährungswissenschaftler POLLMER und WARMUTH haben eine andere Erklärung für diesen Irrtum: Demnach sei der Eisengehalt ursprünglich bei getrocknetem Spinat gemessen worden. Der Kommafehler ergebe sich daraus, dass frischer Spinat zu 90 % aus Wasser bestünde (POLLMER, WARMUTH: *Lexikon der populären Ernährungsirrtümer; S. 278*)

„Wer kennt weitere Beispiele? Denkt mal zurück an den Geschichtsunterricht.“

„Du meinst wohl die Zeit, als alle Welt glaubte, die Erde sei eine Scheibe“, antwortet Ingrid.

„Ja, und dann hat es noch einige Zeit gedauert, bis man akzeptierte, dass die Erde nicht der Mittelpunkt unseres Sonnensystems ist“, schiebt Peter gleich nach.

„Genau. Da ließen sich noch Hunderte von Beispielen nennen. Aber jetzt zu unserem Seminar. Welche Erkenntnis können wir aus diesen realen Beispielen für unser Rückenthema übernehmen? Wenn wir uns jetzt bewusst machen, dass Glaubenssätze auch auf unseren Körper Einfluss haben – denkt an das Experiment mit den Medizinstudenten –, dann liegt es doch nahe, dass wir uns auch für unseren Rücken einen Glaubenssatz zurechtlegen.“

Viele bahnbrechenden Erkenntnisse haben teilweise Jahrzehnte gebraucht, bis sie die damals vorherrschenden wissenschaftlichen Dogmen überwunden hatten.

„Wir haben doch schon einen Glaubenssatz aufgeschrieben," wirft Christa ein. „Mein Rücken wird wieder voll belastbar!"

„Völlig richtig, aber ab heute werden wir diesen präzisieren und in die Gegenwart holen. Wir nehmen quasi die Zukunft vorweg!", sagt Beate und schreibt auf die Tafel:

„Notiert euch bitte diesen Satz und fertigt dazu für zu Hause einen brain-catcher© an."

Beate setzt sich wieder zu uns an den Tisch.

Übung 2:

Fertigen Sie einen brain-catcher© an, mit folgender Aussage: „Mein Rücken ist gesund und leistungsfähig!"

> Glaubenssätze entfalten ihre stärkste Wirkung, wenn sie den absoluten Zustand beschreiben. Erfahrungswerte haben jedoch gezeigt, dass viele Seminarteilnehmer mit dem Endzustand („mein Rücken ist gesund") am ersten Seminartag überfordert sind und sich nicht damit identifizieren können.

> Ein Mensch, der sich ernsthaft ein Ziel gesetzt hat, wird es auch erreichen. (Benjamin DISRAELI; englischer Premierminister)

„Wir kommen jetzt zu einem Thema, das erst auf den zweiten Blick etwas mit unserem Rücken zu tun hat: *Ziele setzen!"*

Erwartungsvoll schaut Beate in die Runde.

Damit kann ich gar nichts anfangen, denke ich. Schließlich bin ich nur Hausfrau und nicht berufstätig, wo man sich logischerweise Ziele für seine Karriere steckt. Mein Ziel war es, die Kinder ordentlich großzuziehen; und die gehen ohnehin schon lange ihre eigenen Wege. Beate unterbricht meine Gedanken.

„Folgendes Beispiel: Wir bekommen ein Puzzle geschenkt mit tausend Teilen. Allerdings fehlt das Vorlagebild, wie das Puzzle aussehen soll. Wenn wir viel Zeit investieren, können wir es vielleicht trotzdem zusammenbauen. Aber was ist viel wahrscheinlicher?"

„Dass wir irgendwann aufgeben!", antwortet Hans.

„Ja. Und genauso verhält es sich mit Zielen, die wir uns beruflich oder privat setzen. Auf unser Thema bezogen heißt das: Ich muss mir ein konkretes Bild machen, wie meine Ziele für einen gesunden Rücken aussehen!"

Wie meint sie denn das? So ganz kann ich Beate diesmal nicht folgen.

„Nur wenn ich ein konkretes Bild vor Augen habe, ist die Chance groß, es auch zu erreichen!", doziert Beate weiter. „Das ist die erste Regel für Ziele."

Die Gesundung unseres Rückens erfolgt schneller, wenn wir damit ein konkretes Ziel verbinden!

„Irgendwie habe ich immer noch keinen Bezug zu meinem Rücken", unterbreche ich sie jetzt doch. „Natürlich ist es mein Ziel, dass mein Rückenleiden irgendwann einmal beendet ist. Aber dafür ein konkretes Bild machen ...?"

„Genau das ist der Punkt!", sagt Beate und schaut mich eindringlich an. „So wie du das Ziel gerade formuliert hast, ist es für unser Gehirn einfach zu ungenau. Wenn wir unser Unterbewusstsein als Assistenten nutzen wollen, der uns hilft, unser Ziel zu erreichen, müssen wir ihm ein ganz präzises Bild als Vorlage geben. Das heißt: Wir müssen unserem Gehirn Beispiele dafür geben, was wir unter einem gesunden und leistungsfähigen Rücken verstehen beziehungsweise was wir dann alles tun können."

Je detaillierter wir unser Ziel vor Augen haben, desto größer ist die Chance, es zu erreichen.

Beate steht auf und geht vor zur Tafel.

„Was werdet ihr tun, wenn euer Rücken wieder voll belastbar und leistungsfähig ist? Welche Aktivitäten sind dann wieder möglich, auf die wir jetzt noch verzichten müssen?"

„Ich kaufe mir wieder ein Motorrad", ruft Claudia spontan.

„Ich werde mit meinem Mann wieder Urlaub in den Bergen machen", meldet sich Christa. „Das haben wir früher immer gemacht und war traumhaft schön. ‚Dolomiten' ist übrigens mein emotionales Codewort©!"

„Und welche Ziele haben die anderen?"

„Ich kaufe mir ein Theaterabonnement", sagt Ingrid, die sich von Beates Blick angesprochen fühlt. „Meine beste Freundin geht seit Jahren regelmäßig ins Theater und schwärmt mir immer vor. Einmal war ich dabei. Aber in der Pause wäre ich am liebsten nach Hause gegangen, weil ich das lange Sitzen kaum ausgehalten habe."

„Peter, was wäre dein Ziel?"

„Tja, ich bereite mich gedanklich schon langsam auf meinen Vorruhestand vor. Und da könnte ich mir vorstellen, intensiv Golf zu spielen. Aber mit meinem Rücken war das bislang unrealistisch!"

„Ich werde im Garten einen Teich anlegen!", antwortet Hans. „Und zwar will ich vom Aushub bis zur Bepflanzung alles alleine machen."

„Und du, Helga?"

Irgendwie bin ich noch mitten in Gedanken. Eigentlich will mir gar kein besonderes Ziel einfallen.

„Was hast du denn früher besonders gerne gemacht?", versucht Beate mir zu helfen.

„Da war Sport für mich mein ein und alles."

„Wie wär's denn dann mit einer besonderen sportlichen Herausforderung? Du hast uns doch beim letzten Mal davon berichtet, dass du am Sonntag bereits bei der Radtour mit deinen Freunden dabei gewesen bist?"

„Ja genau. Unsere Bekannten schwärmen noch heute von ihrem Radurlaub im Altmühltal. So etwas würde ich gerne einmal mit meinem Mann unternehmen."

„Das wäre doch ein tolles Ziel, oder?"

Irgendwie muss ich jetzt doch in mich hineinschmunzeln, wenn ich mir vorstelle, dass ich einen Aktivurlaub mit meinem Mann unternehme, wo ich mir doch die ganzen letzten Jahre bei derlei Aktivitäten immer als Bremsklotz vorgekommen bin. Wenn ich das daheim erzähle! Mein Mann wird glauben, dass ich jetzt den Höhenflug habe. Ermahnte er mich doch beim Fahrradausflug vorletzten Sonntag ständig, ich solle absteigen und das Rad den Berg hochschieben, als wäre ich die Seniorin in unserer Gruppe. Dabei sind Frieda und Hilde fast zehn Jahre älter als ich. Dem werde ich es beweisen! Irgendwie scheint bei mir jetzt richtige Kampfeslust aufzukommen. Aber Beate unterbricht meine Gedanken.

„Wenn ich mir jetzt eure Ziele anschaue", sagt sie und schaut auf die Tafel, auf der sie unsere Ziele notiert hat, „dann können wir daraus schon die zweite Regel ableiten. Ziele müssen uns begeistern!"

Dabei betont sie das Wort *uns*.

Ziele müssen begeistern! Bereits der Gedanke an das gesetzte Ziel muss eine euphorische Stimmung auslösen.

„Ein Ziel ist nur dann richtig motivierend, wenn es mich innen drin begeistert und nicht von außen vorgegeben wird."

Beate setzt sich wieder zu uns in die Runde.

„Jetzt zu Regel 3. Eine Frage an dich, Ingrid: Wann willst du dein Theaterabonnement kaufen?"

„Ja, wenn mein Rücken wieder okay ist", antwortet Ingrid etwas irritiert. „Das ist doch logisch."

Beate schmunzelt.

Durch einen konkreten Termin wird die Zielbeschreibung noch detaillierter. Das Unterbewusstsein bleibt auf das Ziel fixiert.

„Das ist genau der Fehler, den die meisten Menschen beim Setzen der Ziele machen. Der genaue Zeitpunkt liegt irgendwo vage in der Zukunft. Und genauso wie unser Gehirn ein ganz konkretes Bild für die Zielbeschreibung braucht, so benötigt es einen genau fixierten Zeitpunkt, wann das Ziel erreicht werden soll. Wir kennen doch alle folgende Situation: Man nimmt sich vor, etwas bestimmtes zu tun, sobald man etwas mehr Zeit zur Verfügung hat. In der Regel wird jedoch nie was draus!"

Das erinnert mich an die Fotos meines vierzigsten Geburtstags, die seit sieben Jahren im Schuhkarton liegen, obwohl ich sie irgendwann einmal in ein Album kleben wollte.

„Auch die 4. Regel wird oftmals außer Acht gelassen", fährt Beate fort. „Die meisten Menschen warten darauf, dass sich ihre Ziele irgendwann von selbst einstellen, und vergessen dabei, auch wenn Ziele in der Zukunft liegen, können sie bereits heute in die Wege geleitet werden."

Mit diesen Worten steht Beate auf und geht wieder vor zur Tafel.

Auch Ziele, die weit in der Zukunft liegen, können heute schon aktiv vorbereitet werden. Jegliche Beschäftigung mit den Zielen trägt zum Ausbau entsprechender neuronaler Straßen bei.

„Überlegt euch bitte, was ihr bereits jetzt in den nächsten Tagen beziehungsweise Wochen tun könnt, um eure Ziele einzuleiten.

Für dein Ziel, Helga, möchte ich gleich ein Beispiel geben. Du könntest dir bereits morgen im Reisebüro Prospekte über Radtouren im Altmühltal besorgen. Und Christa kann sich Prospekte über ‚Urlaub in den Bergen' holen."

„Und ich abonniere eine Motorradzeitschrift", ruft Claudia spontan.

„Ich rufe gleich morgen bei der Stadtverwaltung an und lasse mir ein Theaterprogramm zuschicken", kommt von Ingrid.

„Und was machen unsere beiden Männer?"

„Ich besorge mir Prospektmaterial über Gartenteiche", sagt Hans etwas abwesend. Wahrscheinlich ist er in Gedanken schon beim Ausgraben seines Teiches.

„Und ich bestelle mir gleich morgen ein Buch über den Golfsport", fügt Peter als Letzter hinzu.

Beate hat zwischenzeitlich unsere beabsichtigten Aktivitäten gleich zu unseren Zielen hinzugefügt und schaltet jetzt den Overhead-Projektor ein.

„Hier habe ich alle fünf Regeln auf einer Folie zusammengefasst."

Damit Ziele Wirklichkeit werden!
1. Das Ziel muss detailliert beschrieben sein!
2. Das Ziel muss *mich* begeistern!
3. Konkreten Termin setzen!
4. TUN, in die Wege leiten (aktiv werden)!
5. Sich möglichst täglich an das Ziel erinnern (braincatcher©/kleiner Zettel in Geldbeutel etc.)!

„Und jetzt kommen wir zu Regel 5, die vielleicht wichtigste Regel. Wir haben in unserem Seminar bereits viel über unser Unterbewusstsein gesprochen. Worin besteht denn eine der wesentlichsten Eigenschaften unseres Unterbewusstseins?"

Beate schaut fragend in die Runde.

„Dass es wesentlich mehr Informationen beinhaltet, als uns bewusst ist", antwortet Christa.

„Dass es unser Verhalten ganz wesentlich bestimmt", ergänzt Peter.

„Völlig richtig. Die meisten Menschen sind sich der Macht ihres Unterbewusstseins überhaupt nicht bewusst und nutzen diese ungeheuren Ressourcen so gut wie nicht! Dabei kann es uns ganz wesentlich dazu verhelfen, unsere gesetzten Ziele zu erreichen. Ich möchte euch ein Beispiel geben."

Beate setzt sich wieder zu uns an den Tisch.

„Wer von euch hat sich in den letzten Jahren ein neues Auto zugelegt?"

„Wir haben uns vor zwei Monaten einen Sportwagen gekauft", antwortet Peter.

„Ist dir dabei vielleicht aufgefallen, dass dir genau zum Zeitpunkt deines Autokaufs das gleiche Automodell besonders häufig auf der Straße begegnet ist?"

„Ja, du hast Recht. Zuvor hatte ich kaum welche bemerkt. Man hätte direkt glauben können, alle würden zum gleichen Zeitpunkt dieses Auto kaufen", antwortet Peter überrascht.

„Das ging mir ähnlich", ergänzt Christa.

„Das liegt daran, dass zum Zeitpunkt des Autokaufs entsprechende neuronale Straßen in unserem Gehirn aktiviert waren. Erst dadurch wurde der Impuls, das heißt das Begegnen der entsprechenden Automodelle, von unserem Gehirn bewusst aufgenommen.

Genauso verhält es sich mit unseren Zielen. Wenn wir dafür sorgen, dass die dafür zuständigen neuronalen Straßen ständig in unserem Gehirn aktiviert sind, werden

---

Viele unserer Denk- und Verhaltensweisen werden durch die im Unterbewusstsein gespeicherten Informationen gesteuert. Auch zur Erreichung gesetzter Ziele kann das Unterbewusstsein entscheidend beitragen.

Aus den über hundert Millionen Impulsen pro Sekunde, die unser Unterbewusstsein aufnimmt, landen nur diejenigen im Bewusstsein, für die entsprechend gut ausgebaute Nervenstraßen verfügbar sind.

von den zahlreichen Impulsen, denen wir täglich begegnen, uns automatisch diejenigen bewusst, die zur Zielerreichung beitragen."

„Das klingt eigentlich ganz logisch", sagt Peter mehr zu sich selbst.

„Schön, dass du mir zustimmst", schmunzelt Beate. „Was wir nun über Zielrealisierung erarbeitet haben, soll auch Schwerpunkt unserer Hausaufgaben sein."

Damit teilt Beate die Übungsblätter aus.

Je öfter wir uns mit dem Ziel beschäftigen, desto stärker werden die dafür zuständigen neuronalen Straßen ausgebaut!

Rücken-Braining®
Vertiefungsaufgaben für die 5. Woche

Übung:
* Erstellen Sie – ähnlich dem „Puzzle"-Beispiel – jetzt ein konkretes Bild für die Zeit, in der Ihr Rücken wieder alles ermöglicht.
* Beantworten Sie die Frage: „Was kann und werde ich tun, wenn mein Rücken wieder voll einsatzfähig ist?"
* Schreiben Sie mindestens ein bis zwei Aktivitäten mit entsprechender Zeitangabe etc. auf. Beachten Sie, dass jede Aktivität Sie schon allein beim Gedanken daran voll und ganz begeistern muss!

Diese Aktivitäten werde ich tun: bis spätestens:

_____

_____

_____

Was kann ich diese Woche schon dafür in die Wege leiten?

_____

_____

_____

_____

Langfristige Ziele jährlich überprüfen!

Natürlich ist es sinnvoll, sich nicht nur Ziele für die nächsten Monate oder das nächste Jahr zu setzen. Besonders hohe Ziele benötigen durchaus einen langfristigen Fixtermin. Da sich im Laufe der Jahre – einhergehend mit der Entwicklung Ihrer Persönlichkeit – jedoch auch Ihre Wertevorstellung verändert, sollten Sie regelmäßig überprüfen, ob ein ehemals gesetztes Ziel immer noch dieselbe Begeisterung bei Ihnen hervorruft. Ist dies nämlich nicht mehr der Fall, funktioniert auch die zur Zielerreichung erforderliche Unterstützung Ihres Unterbewusstseins nicht mehr. Ihr Assistent „Herr Unterbewusstsein" hat das Ziel bereits im Archiv abgelegt. Setzen Sie sich deshalb ein neues Ziel, wenn das alte seine Motivationswirkung verloren hat.

Die Aktivierung der Selbstheilungskräfte.

In dem bereits auf Seite 66 erwähnten GEO-Artikel führt der Wissenschafts-Journalist Markus STIEHM ein Interview mit Prof. Dr. Franz PORZOLT; Leiter der Klinischen Ökonomik am Universitätsklinikum Ulm. PORZOLT fordert aufgrund seiner Analyse von Studien, dass die Schulmedizin wesentlich stärker die Selbstheilungskräfte in die Therapie einbeziehen müsse. Durch entsprechendes Auftreten und Interesse an den Beschwerden könne der Arzt die Selbstheilungskräfte des Patienten aktivieren:

„Entscheidend sind dafür drei Faktoren: die vertrauensvolle Atmosphäre, die Information des Patienten über die Krankheitsursache und das „Vehikel" welches der Arzt einsetzt: Tabletten, Spritzen, verbunden mit der Erklärung, wie sie wirken und wann mit einer Besserung der Beschwerden zu rechnen ist. Die Medizin würde dadurch menschlicher und erfolgreicher werden." (Quelle: GEO, Ausgabe 10/2003; S. 57)

Diese drei Faktoren werden auch in der Therapie Rücken-Braining® realisiert:

1. Die Seminarleiterin schafft Vertrauen, in dem sie den Teilnehmern die Wirkungsweise des Schmerzgedächtnisses ausführlich erklärt. Die Patienten fühlen sich ernstgenommen und verstehen jetzt, weshalb der Rücken enorme Schmerzen verursachen kann, auch wenn die frühere Ursache bereits verheilt ist.

2. Die „Vehikel" bei Rücken-Braining® sind einerseits die mentalen Übungen und andererseits die Kräftigungsübungen.

3. Die Seminarteilnehmer erhalten eine detaillierte und für sie nachvollziehbare Erklärung wie die mentalen Übungen funktionieren und wie die Kräftigung der Muskulatur im Synergie-Effekt zur Besserung beitragen wird.

Ihr sechster Seminartag

Das lernen Sie heute:
* Wie Sie mit Körpersprache positive Gefühle aktivieren können und
* wie Körper und Seele als Einheit zusammenwirken.

„Bei mir hängt die ganze Wohnung voller brain-catcher©", beantworte ich als Letzte Beates Frage nach unseren Seminarhausaufgaben.

„Meine ganze Familie hat sich am Anfang noch lustig darüber gemacht. Aber gestern sagte mein Mann zu mir, dass es ihm langsam fast unheimlich werde, welche Wandlung ich in den letzten Wochen vollzogen hätte. Mir selbst ist das gar nicht so bewusst geworden", füge ich schmunzelnd hinzu.

Beate lächelt wissend. „Ihr habt alle – ausnahmslos – in den letzten sechs Wochen eine enorme Persönlichkeitsentwicklung vollzogen. Ich glaube, euch ist selbst gar nicht so bewusst, was sich in nur sechs Wochen alles ins Positive verändert hat. Aber darüber werden wir uns am Ende unserer Seminarstunde noch ausführlich unterhalten.

Bleiben wir doch gleich beim Thema Selbstwertgefühl. Schaut euch mal diese Folie an."

Beate schaltet den Overhead-Projektor an.

Körpersprache und Selbstbewusstsein beeinflussen sich gegenseitig!

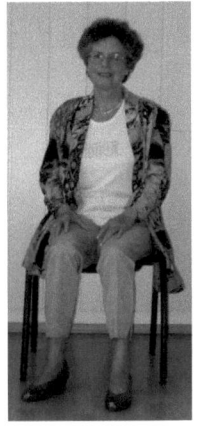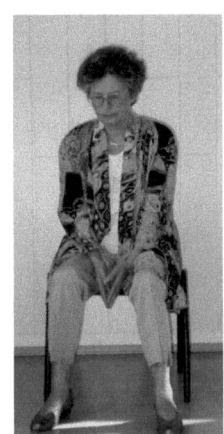

„Auf welchen der beiden Fotos wirkt die Frau selbstsicherer?"

„Natürlich auf dem linken Foto", antwortet Ingrid.

„Und woran könnt ihr das erkennen?"

„Der Körper ist aufgerichtet. Der Blick und die gesamte Ausstrahlung ist viel positiver", sagt Christa und richtet sich dabei selbst in ihrem Stuhl auf.

„Richtig. Unser Körper nimmt automatisch die Haltung ein, die mit unseren Gefühlen übereinstimmt! Unser Körper sendet Signale aus, die unsere Mitmenschen, meist unbewusst, interpretieren. Das ist an und für sich eine altbekannte Tatsache. Dazu gibt es im Übrigen sehr viele Fachbücher."

„Ich war mal bei einem Rhetorikseminar, bei dem unser Referent diesbezüglich sehr viele Übungen mit uns gemacht hat", ergänzt Peter.

„Jetzt kommt noch etwas ganz Interessantes hinzu,

An der Körperhaltung erkennen wir, wie sich unser Gegenüber fühlt. Dabei registrieren wir seine einzelnen körpersprachlichen Signale meist nur im Unterbewusstsein. Lediglich die „Auswertung", das heißt, wie gut oder schlecht der andere „drauf" ist, ist uns bewusst. So sieht beispielsweise die Mutter ihrem Kind sofort an, wie der Vormittag in der Schule gelaufen ist.

95

was die Asiaten bereits seit Jahrhunderten wissen und nur bei uns im Westen noch nicht so lange bekannt ist: Es gibt nämlich auch eine Umkehrfunktion!"

Beate schaut uns fragend an, inwieweit wir uns darunter etwas vorstellen können.

„Das heißt: Wenn ich gezielt eine bestimmte Körperhaltung einnehme, beeinflusse ich damit auch meine Gefühle!"

„Ja, das stimmt!", wirft Peter ein. „Dazu haben wir im Seminar ebenfalls ganz verblüffende Übungen durchgeführt! Seit dieser Zeit achte ich wesentlich mehr auf meine Körperhaltung."

„Schön", lächelt Beate, „da hast du uns bei diesem Thema ja schon einiges voraus, Peter."

Beate steht auf und legt eine neue Folie auf den Overhead-Projektor.

„Das weiß übrigens auch Charlie Brown von den Peanuts."

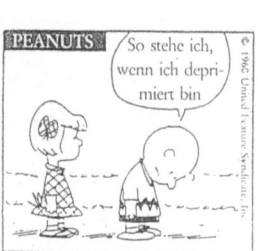
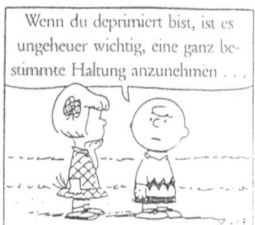
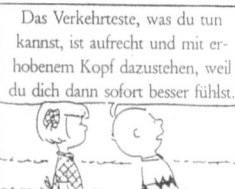
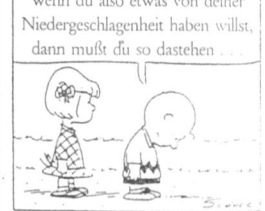

(Quelle: SCHULZ, CHARLES, M.: *50 Jahre Peanuts – Das große Jubiläumsbuch,* Frankfurt/Main 2000, S. 50)

„Das waren früher meine Lieblingscomics", sagt Peter, „die sind bei uns immer in der Sonntagszeitung erschienen."

„Wie können wir diese interessante Erkenntnis in unseren Alltag umsetzen? Was für Ideen habt ihr dazu?" Beate greift, ohne auf Peters Bemerkung einzugehen, wieder zum Filzstift, was für uns bedeutet, dass sie auf kreative Antworten wartet.

„Wir müssen mehr auf unsere Körperhaltung achten", sagt Christa pauschal. „Aber das ist im Alltag gar nicht so einfach. Da denkt man nicht daran."

„Du hast das Problem richtig erkannt", bestätigt Beate. „Da müssen wir mit einem ähnlichen Trick arbeiten wie bei unseren Stretchingübungen. Wie haben wir es geschafft, dass wir diese Übungen zwischenzeitlich nicht nur dreimal am Tag, sondern teilweise wesentlich öfter machen?"

„Wir mussten am ersten Seminartag drei ganz bestimmte Zeiten festlegen", antwortet Hans.

„Das ist der entscheidende Tipp, wenn man sich eine neue Verhaltensweise eintrainieren möchte!", nickt Beate bestätigend. „Über einen bestimmten Zeitraum hinweg, müssen wir eine neue Verhaltensweise zunächst ganz bewusst durchführen. Irgendwann ist es dann so weit, dass unsere diesbezüglichen neuronalen Straßen so asphaltiert sind, dass wir diese Verhaltensweise unbewusst machen. Das Verhalten hat sich sozusagen verinnerlicht!"

„Da können wir doch analog vorgehen", meldet sich Peter zu Wort. „Man nimmt sich ebenfalls drei Zeiten vor, zu denen man bewusst an seine Körpersprache denkt."

„Und am besten verbindet man es mit ganz bestimmten Tätigkeiten, genauso wie du es damals am Beispiel Zähneputzen erklärt hast", fügt Christa hinzu.

„Ich bin ja ganz erstaunt, wie kreativ ihr seid! Ich finde es fantastisch, dass ihr die bereits gelernten Techniken sofort auf andere Bereiche übertragen könnt!"

Jetzt muss ich doch schmunzeln. Bei Beates Lob haben wir uns alle aufgerichtet und strahlen um die Wette. Schon erstaunlich, wie diese Frau uns in den letzten Wochen geholfen hat, unser Selbstvertrauen aufzubauen. Wenn ich mir noch überlege, wie ich auf Nadines Vorschlag reagiert habe, als sie mir vor einigen Wochen den Werbeprospekt vorgelesen hatte. Einfach unglaublich.

„Welche konkreten Vorschläge habt ihr dazu?", unterbricht Beate meine Gedanken.

Übung 1:

Zu welchen drei fixen Terminen/-Aktivitäten werden Sie täglich bewusst auf Ihre Körperhaltung achten?

1. _____

2. _____

3. _____

„Ich könnte mir zum Beispiel vornehmen, immer auf dem Weg vom Parkplatz zum Büro auf meine positive Körpersprache zu achten", antwortet Hans spontan.

„Das ist eine gute Idee. Ich nehme mir vor, immer auf dem Weg vom Lehrerzimmer ins Klassenzimmer das Gleiche zu tun", fügt Christa hinzu.

„Ich mache das auf dem Weg zur U-Bahn", sagen Ute und Ingrid fast gleichzeitig.

Und wann mache ich das?, frage ich mich. Ich bin schließlich den ganzen Tag im Haus. Und schon sehe ich Beates forschenden Blick auf mir ruhen.

„Ich kann das ja auf dem Weg zum Einkaufen machen", versuche ich schnell eine Antwort zu finden, wobei mir sofort bewusst wird, wie sporadisch ich in der Woche einkaufen gehe.

„Das ist aber wahrscheinlich zu selten", erkennt Beate richtig. „Was machst du denn im Haushalt fast täglich?"

„Putzen, Bügeln und Kochen", antworte ich fast schon frustriert. „Manchmal kommt es mir vor, als bestünde mein ganzes Leben nur darin!"

Unfreiwillig führt meine Aussage zu allgemeinem Gelächter. Die haben ja keine Ahnung, was die Familie von einem erwartet, wenn man nicht berufstätig ist. Gott sei Dank unterbricht mich Beate bei diesen frustrierenden Gedanken.

„Da weiß ich eine tolle Aufgabe für dich!", versucht sie meine Frustration wegzuschieben und lächelt mich an. „Ich nenne dir jetzt eine Aufgabe, bei der du zwei Fliegen mit einer Klappe schlagen kannst!"

Beate macht wieder ihre bekannten Kunstpausen und schaut mich aufmunternd an.

Da musst du dich aber anstrengen, denke ich bei mir.

„Verbinde zukünftig bei diesen offensichtlich wenig beliebten Aufgaben zwei unserer Techniken. Auch beim Bügeln und Staubsaugen kann man seine Körperhaltung positiv ausrichten. Logischerweise ist dabei der Blick nach unten gerichtet, aber meine Schultern kann ich dennoch zurückziehen und mein Brustbein kann ich aufgerichtet halten." Mit diesen Worten schwingt Beate ein imaginäres Bügeleisen über ein Bügelbrett und zeigt mir durch ihre Körperhaltung, was sie meint.

Besonders wirkungsvoll ist die Körpersprache-übung, wenn sie mit dem emotionalen Codewort© verbunden wird.

„Und wenn du gleichzeitig noch deine emotionalen Codeworte© abrufst oder dich auf dein Ziel – das war glaube ich der geplante Radurlaub – konzentrierst und dir vorstellst, wie du gemeinsam mit deinem Mann durch tolle Landschaften radelst und die atemberaubenden Gegenden genießt, werden dir mit Sicherheit auch ungeliebte Tätigkeiten viel leichter von der Hand gehen. Probier's einfach aus!"

„Das stimmt!", wirft Claudia ein und schaut mich aufmunternd an. „Denk an mein Erlebnis mit der Tussi in unserer Boutique. Dank meines emotionalen Codewortes© habe ich es der ordentlich gezeigt. Ich freue mich schon, wenn sie das nächste Mal kommt."

„Am besten du machst dir einen brain-catcher©. Schreib darauf die Worte *Bügeln* und *Putzen*. Zusätzlich notierst du Begriffe wie „Körper aufrichten", „Rücken gerade halten" und ergänzt das Ganze mit Emotionen und Gefühlen, die du mit deinem emotionalen Codewort© und deinem Ziel verbindest. Schau dir vor jedem Bügeln und Putzen diesen brain-catcher© an und lass ihn einige Sekunden auf dich wirken."

Bei dieser Vorstellung muss selbst ich jetzt lachen. „Liebe Beate, wenn du mir diesen Tipp bei unserem ersten Seminartag gegeben hättest, hätte ich wahrscheinlich gesagt: ‚So ein Schwachsinn!', und wäre aufgestanden und gegangen."

„Das glaube ich dir gerne!", lacht Beate.

„Dein Tipp an Helga hat mich auf eine Idee gebracht!", wirft Ingrid ganz aufgeregt ein. „Diese Vorgehensweise

probiere ich im Büro bei meinen langweiligen Ablagear-
beiten aus."

„Da fallen mir gleich eine ganze Reihe von ungeliebten
Tätigkeiten im Amt ein", entfährt es Hans.

„Somit sind wir beim wohl wichtigsten Punkt unseres
Seminars angelangt", unterbricht jetzt Beate und macht
es mit dieser Aussage so richtig spannend.

„Wie ich während unseres Seminars schon mehrmals erwähnt habe, wurde das Rücken-Braining® von
jemandem entwickelt, der hauptberuflich Führungskräfte im Bereich Persönlichkeitstraining schult. Für
sein Rücken-Braining®-Konzept hat er fast ausnahmslos
Techniken verwendet, die sich bereits im Training von
Führungskräften besonders bewährt haben. Wir haben diese Techniken zwar zunächst nur auf das Thema
Rückenprobleme angewendet, aber in Wirklichkeit sind
es durchweg Techniken, die uns in allen anderen Lebens-
bereichen weiterhelfen können. So wie ihr euer emotionales Codewort© bereits jetzt nicht nur einsetzt, wenn
sich euer Rücken ungut bemerkbar macht, sondern auch
in vielen Alltagssituationen."

Alle Techniken
aus der Rücken-
Braining®-Thera-
pie lassen sich auf
Alltagsbereiche
übertragen.

„Ja logisch!", unterbricht Claudia, „das trifft auf Ziele
genauso zu. Die fünf Punkte, die wir letztes Mal besprochen haben, kann ich zudem für berufliche Ziele
verwenden."

„Du hast Recht. Ich glaube, ich muss mich etwas intensiver mit dem Thema *Glaubenssätze* beschäftigen", sagt
Christa. „Auf der Folie, die du uns damals gezeigt hast,
stand so manch negativer Glaubenssatz, bei dem ich mich
voll und ganz getroffen fühlte", ergänzt sie nachdenklich.

„Wenn ihr euch intensiver mit dem Thema beschäftigen wollt, empfehle ich euch das Buch *Gelassen und*

fit durch den Führungs-Alltag. Es stammt aus derselben Feder, wie das Rücken-Braining®-Konzept. Der Buchtitel ist zwar auf Führungskräfte ausgelegt, aber die beschriebenen Techniken sind auch in vielen Alltagssituationen einsetzbar.

Wir sind jetzt am Ende unseres Seminars angelangt und zum Abschluss würde ich gerne von euch wissen, was es euch bezüglich eures Rückens gebracht hat?" Beate schaut fragend in die Runde.

„Da beginne ich vielleicht gleich mal als Erster", sagt Peter, der sich im Verlauf der letzten sechs Wochen von Mal zu Mal mehr in unsere Gruppe integriert hat. „Ich habe während unseres Seminars immer wieder erwähnt, dass mir einiges aus den bereits besuchten Persönlichkeitsseminaren bekannt ist. Und obwohl ich diese Techniken auf meinen Beruf bezogen erfolgreich umgesetzt habe, wäre ich niemals auf den Gedanken gekommen, diese Techniken auf meine Rückenprobleme zu übertragen. Ich habe den Termin für mein gesetztes Rückenziel bereits auf nächstes Jahr vorverlegt und bin überzeugt, es wird mir gelingen. Ich glaube, das sagt doch über den Erfolg unseres Rücken-Braining®-Seminars alles, oder?"

Beate nickt anerkennend und schaut Claudia an.

„Mein größtes Highlight war, wie schon gesagt, mein Erlebnis mit unserer besagten Kundin. Und da ich mir so schnell wie möglich wieder ein Motorrad kaufen will, habe ich mich letzte Woche auch gleich im Fitness-Studio angemeldet. Wie du siehst, bin ich gleich ins TUN gekommen! Auch meine erste Aerobic-Stunde habe ich schon absolviert. Und obwohl es höllisch anstrengend war, hatte ich anschließend keinerlei Rückenbeschwerden."

Für viele Seminarteilnehmer ist das Rücken-Braining®-Seminar auch gleichzeitig der Einstieg in regelmäßige sportliche Betätigung.

„Derartige Aktivitäten werden bei mir wohl noch lange warten müssen," macht Christa in der Runde weiter, „aber wenn ihr euch an unsere Begrüßungsrunde vor sechs Wochen erinnert, dann wisst ihr ja, dass ich wohl von allen hier Anwesenden die meisten Probleme hatte."

Christa blickt, auf Zustimmung wartend, in die Runde. „Ich war auch die ganze Seminarzeit über keine fünf Tage am Stück beschwerdefrei. Aber etwas ganz Entscheidendes hat das Seminar bei mir bewirkt. Sobald sich mein Rücken meldet", Christa schaut schmunzelnd zu Beate, weil sie ihren Alternativ-Satz benutzt hat, „falle ich nicht mehr wie früher in tiefste Depressionen. Ich kann trotzdem ‚loslassen' und mich entspannen.

Auch die Intensität der Beschwerden ist nicht annähernd so stark wie vor dem Seminar. Ich werde sicher am längsten von allen brauchen, bis mein Rücken tatsächlich wieder voll gesund und leistungsfähig ist – aber das Entscheidende für mich ist die Tatsache, wieder Hoffnung zu haben! Dass ich mit Rücken-Braining® einen Weg gefunden habe, wie ich mir selbst helfen kann. Endlich ein Silberstreif am Horizont! Meine Lebensfreude hat wieder einen enormen Schub bekommen!"

Alle schweigen ergriffen. Irgendwie ist mir bei Christas Aussage erst bewusst geworden, wie dramatisch sich Rückenschmerzen bei manchen Menschen auf deren Lebensqualität auswirken können. Im Vergleich zu ihr, waren meine Probleme geradezu minimal.

„Das freut mich sehr für dich, Christa", sagt Beate und spricht uns allen aus dem Herzen. „Am besten legst du einen ganz bestimmten Tag in der Woche fest, an dem du dich für etwa zwanzig bis dreißig Minuten mit dei-

Für Seminarteilnehmer, deren Schmerzgedächtnis besonders ausgeprägt ist, besteht der entscheidende Seminarfortschritt darin, dass Rücken-Braining® ihnen wieder neue Lebensperspektiven eröffnet. Befreit von der bisherigen passiven Opferrolle, verfügen sie jetzt über eine Methode, mit der sie selbst aktiv ihren Heilungsprozess unterstützen können.

Seminarunterlagen beschäftigst. Suche dir jedes Mal ein anderes Thema heraus und lies nach, was wir dazu besprochen haben. Damit sorgst du für die dauerhafte Asphaltierung der entsprechenden neuronalen Straßen, die du ja schon sehr erfolgreich angelegt hast. Wenn du das konsequent beibehältst, wird dein Rücken möglicherweise wesentlich schneller voll belastbar werden, als du es dir jetzt vorstellen kannst!"

„Bei mir", fährt Hans fort, „hat dein Seminar dazu beigetragen, dass ich mit einem riesigen Elan an die sportlichen Übungen herangegangen bin. Ihr wisst ja, dass nächstes Jahr meine Teichanlage ansteht. Ich habe zwar anfangs bei meinem Sportprogramm tags darauf noch ganz ordentlich meinen Rücken gespürt und war schon fast versucht, den sportlichen Teil aufzugeben. Aber dank deiner theoretischen Übungen habe ich jedes Mal den Impuls gespürt, dennoch weiterzumachen. Und seit zwei Wochen verspüre ich keinerlei Probleme mehr, obwohl ich mein Trainingspensum ganz ordentlich gesteigert habe. Ich bin derart voller Tatendrang, dass ich am liebsten morgen mit dem Aushub meines Teiches beginnen würde", beendet Hans lachend seine Seminarbewertung.

„Dann bin wohl ich jetzt an der Reihe," beginnt Ingrid. „Wenn's im Büro mal wieder extrem länger geht, spüre ich zwar nach wie vor meinen Rücken, aber an normalen Tagen macht er überhaupt keine Probleme mehr. Ich mache allerdings auch fast alle zwei Stunden meine Stretchingübungen, die mir ganz besonders gut tun. Aber das Erstaunliche ist, dass offensichtlich meinen Kollegen eine Verhaltensänderung an mir aufgefallen ist. Sagte doch letzte Woche unser Verkaufsleiter", und dabei errötet Ingrid tatsächlich, „ich hätte eine außergewöhnlich posi-

---

Für die Zeit nach dem Seminar ist es sinnvoll, sich feste Termine (beispielsweise einen bestimmten Wochentag) vorzunehmen, an denen man einzelne Übungen und Techniken wiederholt.

Indem wieder zahlreiche Alltagsarbeiten leichter zu bewältigen sind, steigen sowohl Unternehmenslust als auch Selbstwertgefühl.

Insbesondere bei Bürotätigkeit kann mit den Stretchingübungen das Energiepotenzial erhalten bleiben.

tive Ausstrahlung und würde so richtig Schwung in die Firma bringen. Ob das allerdings mit unserem Seminar so direkt etwas zu tun hat, weiß ich natürlich nicht." Dabei schaut Ingrid fragend Beate an, doch bevor diese antworten kann, meldet sich Peter zu Wort: „Das ist ja nur logisch. Denk daran, was wir heute über Körpersprache gelernt haben. Wenn du ständig Rückenverspannungen hast und dir dein Rücken weh tut, dann wirkt sich das doch auch auf deine Ausstrahlung aus! Demzufolge merkt dein Umfeld automatisch, wie schlecht du drauf bist. Und in dem Moment kommt keiner auf die Idee, dass das eventuell mit deinen Rückenproblemen zusammenhängt, sondern man sieht in dir nur einen griesgrämigen Typ."

Sowohl die körperliche Dynamik als auch die positive Lebenseinstellung bleibt der Umwelt nicht verborgen.

„Peter hat völlig Recht. Etwas ganz Entscheidendes gilt nämlich für alle Techniken, die wir in den letzten sechs Wochen gelernt haben. Sie wirken alle im Synergie-Effekt zusammen. Ihr habt doch sicher schon oft den Ausspruch gehört: *Körper und Seele in Einklang bringen!*", sagt Beate und schaut fragend in die Runde.

„Die meisten Menschen mit chronischen Rückenproblemen sind sich gar nicht bewusst, dass dadurch ihr gesamter Lebensbereich, Beruf wie auch Alltag, betroffen ist. Sobald das Gleichgewicht von Körper und Seele gestört ist, leidet über kurz oder lang alles darunter!

Genauso ist es aber auch umgekehrt. Wenn wir diesen Teufelskreis erfolgreich unterbrochen haben, unterstützt ein Bereich den anderen und wahrscheinlich werdet ihr euch in einigen Jahren gar nicht mehr vorstellen können, dass euch euer Rücken über so lange Zeit hinweg so viel Probleme bereitet hat."

Der Erfolg der Rücken-Braining®-Methode ist dem Synergie-Effekt aus Mentaltechniken und muskulären Kräftigungsübungen zuzuschreiben. Die Mentaltechniken neutralisieren das Schmerzgedächtnis und führen zu einer optimistischen, lebensbejahenden Denkweise. Die Kräftigungsübungen stärken das Muskelkorsett und die körperliche Leistungsfähigkeit, was sich wiederum positiv auf die mentale Grundstimmung auswirkt. Die Lebensqualität nimmt in allen Bereichen zu!

Mit diesen Worten schaut mich Beate an, da ich wie meistens die Letzte in der Runde bin.

„Tja", beginne ich und hole ganz tief Luft. „Ich kann's ja jetzt sagen", steigere ich die Spannung mit einem weiteren Häppchen. „Ich war wahrscheinlich von uns allen hier zu Seminarbeginn am kritischsten eingestellt. Ich konnte mir überhaupt nicht vorstellen, dass mentales Training gerade mir etwas bringen könnte. Und in nur sechs Wochen erst recht nicht!"

Wieder mache ich eine Pause und genieße Beates erwartungsvollen Blick.

„Natürlich sind auch meine Rückenprobleme nicht völlig verschwunden. Erst vorgestern Morgen bin ich aufgewacht und habe meinen Rücken wieder extrem gespürt. Früher bin ich dann gleich in Panik ausgebrochen, wenn ich zudem noch an all die Tätigkeiten denken musste, die ich mir eigentlich für diesen Tag vorgenommen hatte. Bereits am Frühstückstisch fühlte ich mich total gestresst oder frustriert. Aber diesmal war es völlig anders!"

Wieder mache ich eine Pause, schaue in die Runde und genieße die gespannten Blicke meiner Seminargenossen. Noch vor wenigen Wochen hätte ich kaum mehr als zwei Sätze am Stück gesagt, denn vor einer Gruppe zu sprechen – damit hatte ich schon in der Schule größte Probleme.

„Und während ich früher dann den ganzen Tag über in Selbstmitleid versunken bin, habe ich vorgestern, noch auf der Bettkante sitzend, meine Stretchingübungen gemacht und an mein emotionales Codewort© gedacht. Ich konnte es fast nicht glauben – am Frühstückstisch war ich fast schon wieder topfit.

Aber das Seminar hat für mich noch etwas viel Wesentlicheres gebracht. Mein Selbstwertgefühl ist ganz enorm gestiegen! Bis vor wenigen Wochen war ich noch der Meinung, nur weil ich Hausfrau bin, müsse ich für alle in der Familie den Dienstboten machen. Meine Tochter bügelt jetzt brav ihre Kleider selbst; meinem Sohn habe ich dafür einige Haushaltspflichten übertragen, wie zum Beispiel regelmäßig für die Getränke zu sorgen. Ich glaube, die beiden haben schon längst bereut, mir dieses Seminar zum Geburtstag geschenkt zu haben."

Der Aufbau von Selbstwertgefühl wirkt sich auf alle Lebensbereiche aus!

Mein letzter Satz ruft bei allen ein herzhaftes Lachen hervor.

„Wenn man so will, fühle ich mich fast wie ein neuer Mensch!" Mit Blick zu Claudia füge ich hinzu: „Dein Hinweis mit dem Fitness-Studio hat mich ganz spontan auf die Idee gebracht, dass ich das auch tun könnte. Ich sehe schon, wie den meinen zu Hause das Kinn nach unten klappt, wenn ich ihnen diesen Entschluss mitteile." Wieder ernte ich Lachen, wobei sich Beate fast verschluckt hätte. Wahrscheinlich hat sie mich gerade vor Augen, wie ich noch vor sechs Wochen als schüchternes Mauerblümchen in der Runde saß.

Die gegenseitige Beeinflussung von Körper und Geist kann man sich am besten am Beispiel der „verbundenen Gefäße" vorstellen. Bei diesem Experiment, das fast jeder aus dem Physikunterricht seiner Schulzeit kennt, sind zwei Gefäße mit einem Schlauch verbunden. Füllt man nun in einen der Behälter Flüssigkeit, steigt der Pegel gleichzeitig auch im anderen Behälter. Ein analoger Zusammenhang besteht zwischen physischer und psychischer Verfassung. Schon das altbekannte Zitat: „*In einem gesunden Körper wohnt ein gesunder Geist*", verweist auf diese gegenseitige Beeinflussung.

Auch die neuesten Erkenntnisse der Psychoneuroimmunologie (PNI) bestätigen diesen Zusammenhang. Professorin Candace B. PERT, eine der renommiertesten PNI-Wissenschaftlerinnen, äußert sich dazu wie folgt:

> „Der Geist beherrscht nicht den Körper, er *wird* Körper – Körper und Geist sind eins. Für mich ist der von uns nachgewiesene Kommunikationsprozess, der durch den ganzen Organismus reichende Informationsfluss, der Beweis dafür, dass der Körper lediglich die äußere Manifestation des Geistes ist, sein Ausdruck im materiellen Raum." (Candace B. PERT: *Moleküle der Gefühle. Körper, Geist und Emotionen.* S. 286)

Daraus folgt ihre Kritik an der klassischen westlichen Schulmedizin, die diese Erkenntnisse nicht in die Therapie einbezieht:

> „Die meisten Psychologen behandeln den Geist als körperloses Gebilde, ein Phänomen mit geringer oder keiner Verbindung zum physischen Leib. Umgekehrt behandeln Ärzte den Körper ohne Berücksichtigung des Geistes oder der Gefühle. Nun sind Körper und Geist nicht voneinander zu trennen, sodass wir den einen nicht ohne den anderen heilen können." (Quelle siehe oben; S. 420)

Epilog

„Mein Name ist Helga. Ich begrüße euch ganz herzlich zu unserem Rücken-Braining®-Seminar. Zunächst möchte ich euch bitten, sich jeder kurz vorzustellen und in ein bis zwei Sätzen zu berichteten, wie lange er schon unter Rückenschmerzen leidet und was die möglichen Ursachen sind."

Mit dieser Aufforderung schaue ich in die Runde meiner Seminarteilnehmer und muss unwillkürlich wieder an die Zeit zurückdenken, als ich selbst als skeptische Seminarteilnehmerin in der Runde saß.

Ich habe nämlich meine Absicht, mich im Fitness-Studio anzumelden, in die Tat umgesetzt. Da Beate dort einmal die Woche als Trainerin beschäftigt ist, sind wir im Gespräch geblieben. Eines Tages habe ich ihr erzählt, dass ich mir überlege, wieder als Übungsleiterin im Verein tätig zu werden, denn meine Rückenprobleme waren mittlerweile Vergangenheit und meine nebenberufliche Tätigkeit sollte unbedingt etwas mit Menschen zu tun haben. Da hat mich Beate spontan darauf angesprochen, ob ich nicht an einer Ausbildung zur Rücken-Braining®-Seminarleiterin interessiert sei ...?

Teil 2

A Die fünf Dehnungs- und Mobilisationsübungen

B Kräftigungsübungen für den Rücken

A Die fünf Dehnungs- und Mobilisationsübungen

Erinnern wir uns an die Aussage von Seminarleiterin Beate. Die Dehnungs- und Mobilisationsübungen sind gewissermaßen *Streicheleinheiten* für unseren Rücken. Mit diesen Übungen können wir Verspannungen unserer Rückenmuskulatur lösen. Damit diese Übungen ihre volle Wirkung entfalten, müssen Sie die nachstehenden Hinweise sorgfältig beachten:

Bei den Übungen 1–4:
1. *Betont langsam* in die Endposition dehnen.
2. Etwa *fünfzehn Sekunden* in Endposition halten.
3. Betont *langsam* in Ausgangsposition *zurückkehren*.

Bei Übung 5:
Langsam und gleichmäßig die Kreis- bzw. Rotationsübungen durchführen.

Optimal ist es, wenn Sie sich bei jeder Übung ausschließlich auf den zu dehnenden Körperbereich konzentrieren. Sie müssen die jeweiligen Muskelfasern geradezu vor Ihrem „geistigen Auge" haben!

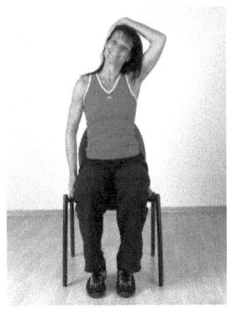

Übung 1: Kopf-seit-beugen
Funktion:
Dehnen der Hals- und Nackenmuskulatur
Ausführung:
Setzen Sie sich kerzengerade und richten Sie das Brustbein nach oben. Mit der rechten Hand halten Sie sich an der Sitzfläche fest. Den Kopf langsam so weit wie möglich zur linken Schulter neigen. Eventuell zur Verstärkung die linke Hand auf den Kopf sachte auflegen.

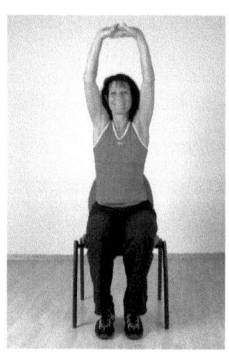

Übung 2: Körperstreckung nach oben
Funktion:
Dehnen der Oberkörpermuskulatur; insbesondere der Stützmuskulatur.
Ausführung:
Die Arme lang nach oben strecken. Die Hände sind dabei verschränkt und nach außen gedreht.

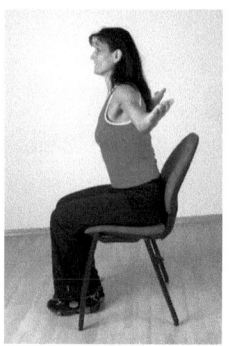

Übung 3: Arme-waagerecht-rückführen
Funktion:
Dehnung des Brust-Schulter-Gürtels
Ausführung:
Oberkörper gerade bzw. leicht vorgeneigt halten. Die Arme seitlich auf Schulterhöhe anheben; Handflächen zeigen nach oben. Arme langsam zurückführen (Oberkörper bleibt in Position!).

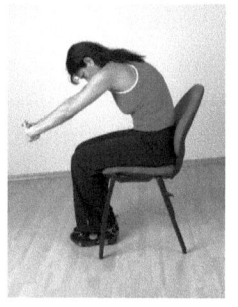

Übung 4: Rücken-runden
Funktion:
Dehnen des oberen Rückenbereichs.
Ausführung:
Das Kinn zur Brust nehmen; die Hände verschränkt nach außen drehen und die Arme ganz lang schräg nach unten schieben.

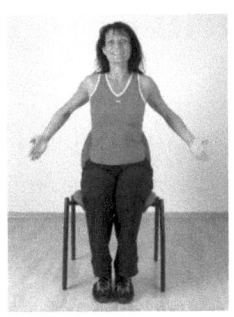

Übung 5: Schulterrotation rückwärts
Funktion:
Mobilisation der Schultergelenke und Lockerung der entsprechenden Muskeln.
Ausführung:
Aufrecht sitzen und beide Schultern mehrmals weit nach hinten kreisen.

Durchgeführt? Und wie war das Gefühl? Ist es nicht angenehm zu spüren, wie sich die Verspannungen gelöst haben? Die maximale Wirkung dieser Übungen erzielen Sie, wenn Sie diese *mindestens zwei- bis dreimal am Tag* durchführen.

Wenn sich Ihr Körper in einigen Tagen an diese Übungen gewöhnt hat, wird er Ihnen automatisch bei den ersten Anzeichen von Verspannung ein Signal zur Durchführung dieser Dehnungsübungen geben! Damit dieser Automatismus schnellstmöglich erreicht wird, müssen Sie diese Übungen fest in Ihren *Tagesablauf einplanen!* Überlegen Sie bitte, zu welchen Zeiten Sie diese Übungen durchführen werden (z.B. vor dem Frühstück / zu Beginn der Mittagspause etc.).

Zu diesen drei Zeiten werde ich meine fünf Dehnungs- und Mobilisationsübungen durchführen:

1. _____

2. _____

3. _____

Kleiner Tipp: Damit Sie sich zu diesen Zeiten auch daran erinnern, sind kleine Erinnerungskärtchen (so genannte brain-sticks©) sinnvoll (beispielsweise ein Stichwort auf einen Adressaufkleber schreiben und an geeigneten Stellen aufkleben).

B Kräftigungsübungen für den Rücken

Für den Erfolg Ihres Rücken-Braining®-Seminars ist es wichtig, dass Sie ergänzend zu den mentalen Übungen und den Dehnungsübungen auch Ihre Rückenmuskulatur gezielt aufbauen. Damit Ihr Körper die Belastungsimpulse nicht versehentlich falsch interpretiert und mit einem warnenden Schmerzsignal reagiert, darf die Belastung zunächst nur minimal sein. Dies erfordert allerdings, dass Sie <u>mindestens zwei bis dreimal in der Woche trainieren</u>, denn sonst verpuffen diese kleinen Trainingsreize. Wenn es Ihre Zeit erlaubt, dürfen Sie die Übungen natürlich auch *täglich* machen.

In Teil I des Buches haben Sie von Seminarleiterin Beate schon folgenden Tipp erhalten: Immer wenn man eine neue Verhaltensweise – im vorliegenden Fall das regelmäßige Training – in seinen Alltag integrieren möchte, legt man sich hierfür <u>konkrete Termine</u> fest. Suchen Sie sich also zwei bis drei Wochentage aus, an denen Sie Ihr Sportprogramm in den nächsten sechs Wochen durchführen werden (idealerweise auch gleich die Uhrzeit festlegen).

Wichtig: Sollte Ihre Wirbelsäule derzeit nicht belastbar sein, z.B. nach einem akuten Bandscheibenvorfall, dann müssen Sie leider abwarten, bis dieser ausgeheilt ist. <u>Im Zweifelsfall fragen Sie unbedingt vorab Ihren Arzt.</u> Für die Durchführung der Übungen empfiehlt sich bequeme, nicht einengende Kleidung.

Diese Übungen wurden von Petra Frech, der Schulleiterin des WSD-Ausbildungszentrums, speziell für Sie zusammengestellt. Ihre Tochter Nina zeigt Ihnen die Übungen mit dem *Aero-Step*. Dieses Gymnastikgerät ist erst seit wenigen Jahren auf dem Markt und bietet ein hoch effizientes Training. Es wurde ursprünglich für den Physiotherapiebereich entwickelt und wird mittlerweile in nahezu allen guten Fitnessanlagen eingesetzt. Natürlich können Sie die Übungen auch ohne Aero-Step durchführen.

116

Um die gleiche Trainingswirkung zu erreichen, müssen Sie dann allerdings einige Wiederholungen mehr machen, das heißt mehr Zeit in Ihr Training investieren. (Bezugsquelle für Aero-Step siehe Seite 145)

Wie sieht nun konkret das Training aus? In der 1. Woche machen Sie zwei Übungen und ab der 2. Woche jeweils vier Übungen. Insgesamt werden Sie zehn speziell ausgesuchte Übungen kennen lernen. Auf den folgenden Seiten finden Sie für jede Woche eine Anleitung zum jeweiligen Trainingsplan.

Viel Erfolg und Spaß bei Ihrem Training!

Ihr Sportprogramm für Woche I

Sind Sie bereit? Dann starten wir in unsere erste Trainingwoche. Wenn Sie die vollen sechs Wochen dabei bleiben, werden Sie am Ende nicht nur über einen wesentlich leistungsfähigeren Körper verfügen, sondern auch die Erfahrung gemacht haben, dass Fitnesstraining richtiggehend Spaß machen kann!

Und die wenige Zeit, die Sie investieren müssen, kommt zigfach wieder herein, weil Sie insgesamt wesentlich dynamischer, vitaler und leistungsfähiger geworden sind. Die Belastungen in Beruf und Alltag werden Ihnen viel leichter von der Hand gehen. Sie werden auch abends noch fit und voller Tatendrang sein. Starten Sie in eine rückengesunde Zukunft!

Wie schon gesagt, entfalten die Übungen ihre volle Wirkung nur, wenn diese sehr präzise ausgeführt werden. *Mein Tipp:* Lesen Sie jeden Tag, bevor Sie die Übungen ausführen, nochmals die nachstehenden Grundregeln und die jeweilige Übungsbeschreibung durch. Damit festigen Sie die korrekten Bewegungsmuster im Gehirn.

Grundregeln für Übungen I–10:

* Immer wenn Ihnen Nina eine neue Übung vorstellt, gehen Sie bitte wie folgt vor: Machen Sie erst einige Testwiederholungen (drei bis vier Wiederholungen) und beobachten Sie kritisch Ihre Körperhaltung. Stimmt diese auch präzise mit der Übungsanweisung überein? Dies ist für den Erfolg Ihres Trainingsprogrammes ganz entscheidend!
* Die Bewegung langsam und gleichmäßig ausführen und dabei kontinuierlich ein- und ausatmen.
* Während der gesamten Übung auf Körperspannung achten (insbesondere die Bauch-, Gesäß- und Rückenmuskulatur angespannt halten).
* Von jeder Übung durchgehend so viele Wiederholungen wie am jeweiligen Trainingstag möglich (auch die letzte Wiederholung muss noch absolut korrekt sein!).

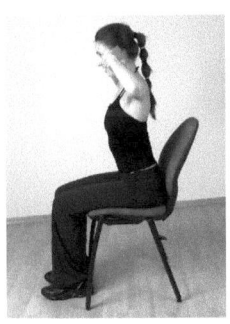

Übung 1:

Ausgangsposition:

Gerade und aufrechte Sitzposition einnehmen. Das Brustbein nach oben aufrichten. Beide Hände zum Kopf heranführen (Fingerkuppen berühren die Ohren). Das Kinn zum Kehlkopf herangezogen halten (während der gesamten Ausführung).

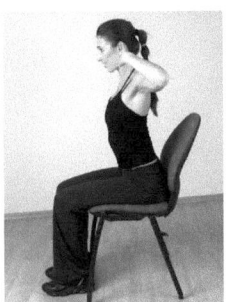

Ausführung:

Die Ellbogen so weit wie möglich nach hinten ziehen und bei maximaler Anspannung der Rückenmuskulatur fünf Sekunden halten.

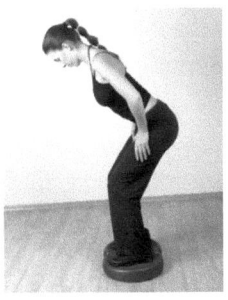

Übung 2:

Ausgangsposition:

Die Füße schulterbreit und die Knie leicht gebeugt halten; die Hände auf die Oberschenkel legen (Daumen nach innen). Den Rücken gerade halten (nach unten durchgedrückt); Kinn zum Kehlkopf heranziehen (während gesamter Ausführung).

Ausführung:
Rechten Arm gestreckt nach oben führen; Handfläche dabei nach oben drehen. Den Arm gestreckt in Verlängerung des Rückens für drei Sekunden halten; danach wieder zum Oberschenkel zurückführen und dasselbe mit linkem Arm wiederholen.

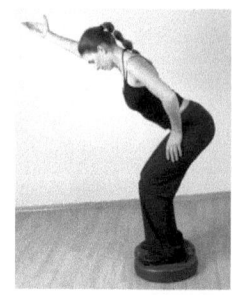

Fortgeschrittene:
Beide Arme gleichzeitig nach oben führen.

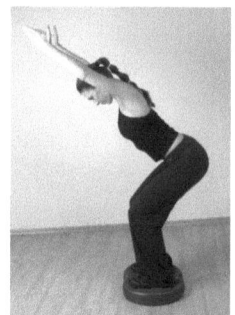

Trainingsplan:
Nachdem Sie die Übungen durch drei bis vier Testwiederholungen kennen gelernt haben, führen Sie jetzt von jeder Übung durchgehend so viele *Wiederholungen wie möglich* aus (auch die letzte Wiederholung muss noch absolut korrekt sein!).

Nach einer kleinen Pause (Arme und Beine lockern; eventuell die fünf Dehn- und Mobilisationsübungen machen) absolvieren Sie einen zweiten Durchgang. Natürlich werden Sie bei diesem zusätzlichen Durchgang nicht mehr ganz so viele Wiederholungen schaffen.

Tipp: Machen Sie sich während Ihres Trainings immer wieder bewusst: Körper, Geist und Seele bilden eine Einheit! Denken Sie bei Ihren

Wiederholungen daran, dass Sie mit dieser Übung aktiv Ihre Gesundheit wiederherstellen und *Lebensqualität gewinnen!* „Hören" Sie während der Übungen in Ihren Körper hinein und spüren Sie, wie Sie damit jeder einzelnen Muskelfaser wieder mehr Kraft verschaffen.

Ihr Sportprogramm für Woche 2

Wie war die erste Trainingwoche? Sicher haben Sie an vielen Stellen Ihre Muskeln gespürt! Keine Bange, der schlimmste Muskelkater ist nun vorbei. Ab jetzt werden Sie fühlen, wie gut Bewegung Ihrem Körper bekommt.

Diese Woche nehmen wir noch zwei weitere Übungen hinzu. Damit die Wirbelsäule durch ein kräftiges Muskelkorsett gestützt wird, werden wir mit Übung 4 auch die Bauchmuskulatur mit einbeziehen. Denken Sie daran, vor Ihrer eigentlichen Maximalwiederholung zunächst einige Testwiederholungen zu machen. Danach vergleichen Sie nochmals die Beschreibung, damit die Bewegungsausführung präzise ist.

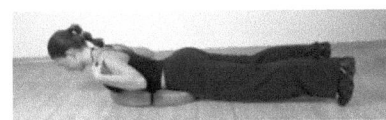

Übung 3:
Ausgangsposition:
In Bauchlage die Fußballen schulterbreit auf den Boden drücken; dabei insbesondere auf die Gesäßspannung achten. Das Kinn bleibt zum Kehlkopf angezogen. Die Arme sind angehoben; Hände berühren die Schulter.

Fortgeschrittene:
Die Fußballen einen Zentimeter vom Boden abheben.

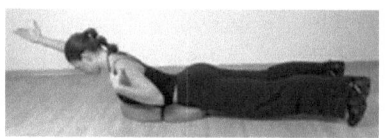

Ausführung:
Den rechten Arm nach vorne schieben; dabei die Handfläche nach oben drehen. Den gestreckten Arm zwei Sekunden halten, danach die Hand wieder zur Schulter zurückziehen. Dasselbe anschließend mit dem linken Arm.

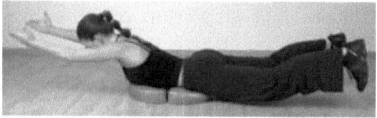

Fortgeschrittene:
Beide Arme gleichzeitig nach vorne führen.

Wichtig:
Wenn beide Fortgeschrittenen-Varianten (Ausgangsposition und Ausführung) gleichzeitig durchgeführt werden, ist die Übung natürlich deutlich anspruchsvoller. Deshalb gegebenenfalls vorab nur eine Steigerungs-Variante ausprobieren.

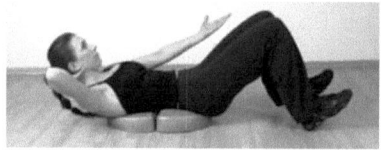

Übung 4:
Ausgangsposition:
Ziehen Sie in Rückenlage die Füße Richtung Gesäß heran. Kopf bequem in die rechte Hand legen (Kinn bleibt zum Kehlkopf herangezogen).

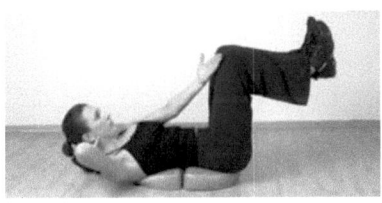

Fortgeschrittene:
Die Beine angewinkelt anheben (Oberschenkel senkrecht, Unterschenkel waagerecht).

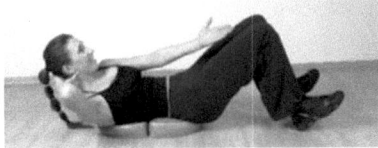

Ausführung:
Führen Sie den linken Arm in Richtung Knie nach vorne (Oberkörper dabei vom Boden abheben). Beim Vorschieben des Armes ausatmen; beim Rückführen einatmen.

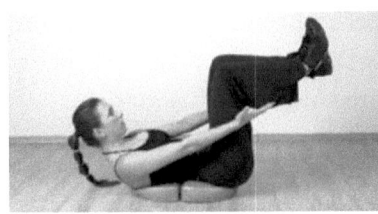

Fortgeschrittene:
Beide Arme gleichzeitig nach vorne führen.
Hinweis: Diese Fortgeschritte-Variante ist nicht geeignet bei Nackenverspannungen (HWS-Problemen).

Trainingsplan:
Machen Sie von den Übungen 1 – 4 durchgehend so viele *Wiederholungen, wie Sie ohne Pause schaffen* (auch die letzte Wiederholung muss noch absolut korrekt sein!).

Wenn Sie sich nach den vier Übungen noch fit genug fühlen, absolvieren Sie einen zweiten Durchgang mit natürlich etwas weniger Wiederholungen.

Tipp: Wie bereits erläutert, können Sie die Wirkung Ihres Trainings um ein Vielfaches steigern, indem Sie während der einzelnen Wiederholungen mit Ihrem Körper „kommunizieren". Vermitteln Sie Ihrem Körper, dass er von dieser Zuwendung unendlich profitieren wird.

Ihr Sportprogramm für Woche 3

Hatte ich zu viel versprochen? Ihr Körper hat sich jetzt schon auf die vermehrte Bewegung eingestellt. Sie werden sehen, dass Ihnen Ihr Sportprogramm von Woche zu Woche leichter fällt.

Nachstehend die neuen Übungen für diese Woche.

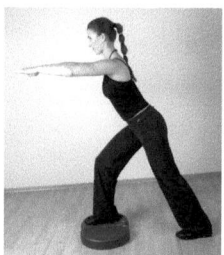

Übung 5:

Ausgangsposition:
In Schrittstellung Oberkörper leicht vorgeneigt in Verlängerung des zurückgesetzten Beines halten. Das Knie des vorderen Beines bleibt in Position oberhalb der Ferse. Die Arme sind auf Brusthöhe gestreckt; Handflächen zeigen nach unten.

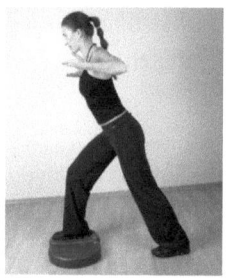

Ausführung:
Phase 1: Die Ellbogen angewinkelt so weit wie möglich nach hinten ziehen (die Handflächen dabei nach oben drehen). Zwei Sekunden halten.

Phase 2: Danach die Unterarme senkrecht aufrichten und so weit wie möglich hinter die Körperebene ziehen. Ebenfalls zwei Sekunden halten und danach wieder zur Ausgangsposition vorstrecken.

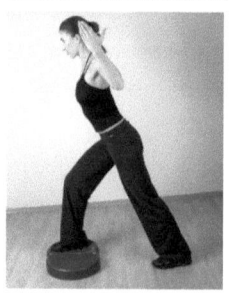

Tipp: Beim zweiten Durchgang das andere Bein zurücksetzen.

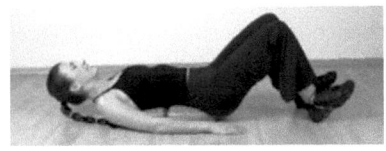

Übung 6:

Ausgangsposition:
In Rückenlage die Arme neben dem Körper ablegen (Handfläche am Boden). Die Oberschenkel anwinkeln.

Hinweis: Bei Nackenproblemen den Kopf am Boden aufgelegt lassen!

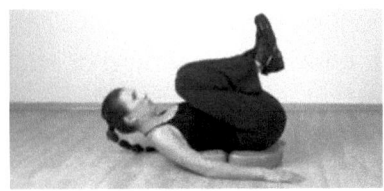

Ausführung:
Den Lendenbereich nach unten gedrückt halten und die Knie langsam in Richtung Brust heranziehen.

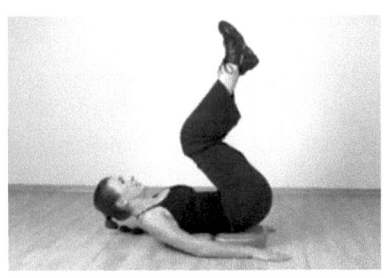

Fortgeschrittene:
Beim Heranführen der Knie die 90°-Winkelung beibehalten (Die Bewegung verstärkt aus Hüftkippung machen.).

Trainingsplan:
Ihr Trainingsprogramm besteht aus den Übungen 5, 6, 2 (vgl. S. 119) und 3 (vgl. S. 121). Machen Sie von jeder dieser Übungen durchgehend so viele *Wiederholungen, wie Sie ohne Pause schaffen* (auch die letzte Wiederholung muss noch absolut korrekt sein!).

Auch diese Woche absolvieren Sie einen zweiten Durchgang (mit weniger Wiederholungen) wenn Sie sich noch fit genug fühlen.

Tipp: Wenn Sie bei den Übungen 2 und 3 bislang die einfachere Ausführung gewählt haben, testen Sie doch einmal die Fortgeschrittene-Variante. Ihre Muskulatur wird nämlich von Woche zu Woche leistungsfähiger!

Ihr Sportprogramm für Woche 4

Wie war die vergangene Woche? Sicher haben Sie schon bemerkt, dass Sie auch im Alltag wesentlich leistungsfähiger und belastbarer geworden sind! Vielleicht geht es Ihnen wie der Romanfigur Ingrid, die sich zu einer richtigen „Sportskanone" entwickelt hat, obwohl sie ursprünglich von Sport nichts wissen wollte.

Auch diese Woche kommen zwei neue Übungen hinzu.

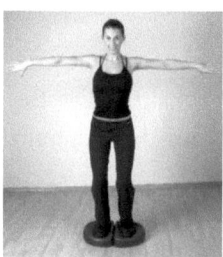

Übung 7:
Ausgangsposition:
Mit Aero-Step: Knie leicht gebeugt; Hüfte vorgeschoben; Arme seitlich auf Schulterhöhe angehoben; Handrücken zeigt nach vorne.

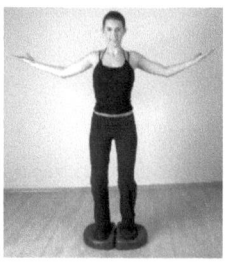

Ausführung:
Handflächen so weit wie möglich nach hinten drehen und für drei Sekunden bei maximaler Körperspannung halten.

Wichtig: Die Schultern bleiben während aller Wiederholungen nach unten gezogen.

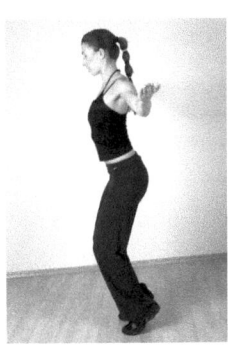

Ohne Aero-Step:
Füße ca. zwei Schulterbreit auseinander gestellt (falls es Ihre Konstitution ermöglicht, Fersen anheben und im Fußballenstand während der gesamten Ausführung stehen bleiben).

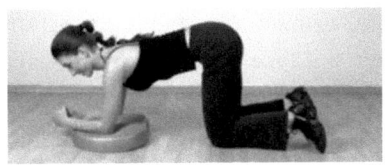

Übung 8:

Ausgangsposition:
In die Bankstellung gehen. Darauf achten, dass Oberarme und Oberschenkel jeweils senkrecht sind.

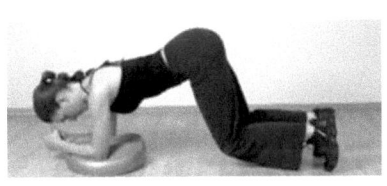

Ausführung:
Beide Knie fünf bis zehn Zentimeter anheben und drei Sekunden halten.

Fortgeschrittene:
Nach der Haltezeit von drei Sekunden die Knie nur bis ein Zentimeter über dem Boden absenken, danach gleich wieder nach oben anheben.

Trainingsplan:

Ihr Trainingsprogramm besteht diese Woche aus den Übungen 7, 8, 4 (vgl. S. 122) und 5 (vgl. S. 124). Machen Sie von jeder dieser Übungen durchgehend so viele *Wiederholungen, wie Sie ohne Pause schaffen* (auch die letzte Wiederholung muss noch absolut korrekt sein!).

Wie immer gilt: an Supertagen einen zweiten Durchgang mit entsprechend weniger Wiederholungen.

Tipp: Nehmen Sie sich am Ende Ihres Trainingsprogrammes noch zehn Minuten Zeit für ein kleines Entspannungstraining. Legen Sie sich bequem in Rückenlage (eventuell mit einer Decke warm halten) und stellen Sie eventuelle Störquellen ab (Fenster, Türen schließen usw.).

Optimal können Sie entspannen, wenn Sie noch eine Entspannungs-CD leise im Hintergrund abspielen. Machen Sie sich in dieser Ruhephase bewusst, wie viel leistungsfähiger Ihre Muskulatur im Vergleich zur ersten Woche geworden ist. Sie können stolz sein auf Ihre Fortschritte! Stellen Sie sich vor, welche Aktivitäten Ihnen in absehbarer Zeit wieder möglich sind, wenn Sie weiterhin so konsequent trainieren. Begeben Sie sich auf eine Tagtraumreise in die Zukunft. *Machen Sie sich bewusst, wie Sie sich mit Ihrem Training ein hohes Maß an Lebensqualität sichern!*

Ihr Sportprogramm für Woche 5

Sie dürfen sich beglückwünschen! Und zwar gleich in vielfacher Hinsicht. Wenn Sie bis heute Ihr Sportprogramm durchgehalten haben, werden Sie mit Sicherheit richtiggehend spüren, wie viel mehr an Energie Ihr Körper bei jedem Training auftankt.

Nachstehende zwei Übungen kommen diese Woche hinzu.

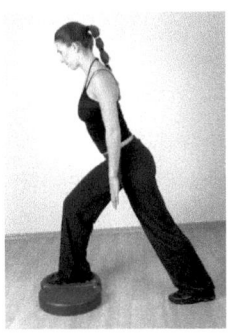

Übung 9:

Ausgangsposition:
In Schrittstellung Oberkörper leicht vorgeneigt in Verlängerung des zurückgesetzten Beines halten. Das Knie des vorderen Beines bleibt in Position oberhalb der Ferse. Arme hängen nach unten; Handrücken zeigt nach vorne.

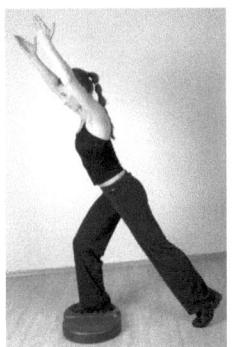

Ausführung:
Beide Arme gestreckt nach oben führen; dabei die Handflächen nach hinten drehen und die Arme für drei Sekunden halten. Gleichzeitig mit der Armführung die Ferse des hinteren Fußes anheben. Auch hier auf Ganzkörperspannung achten!

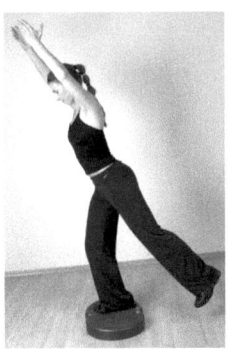

Fortgeschrittene:
Nach Abheben der hinteren Ferse zusätzlich für ein bis zwei Sekunden auch noch den Fußballen einen Zentimeter vom Boden anheben.

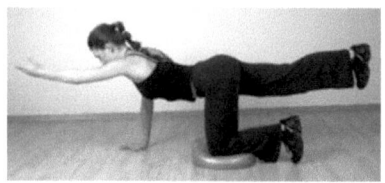

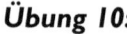

Übung 10:

Ausgangsposition:
Aus der Bankstellung (Oberschenkel und Oberarme senkrecht zum Boden) das rechte Bein und den linken Arm zur Waagerechten anheben. Das Kinn zum Kehlkopf angezogen halten.

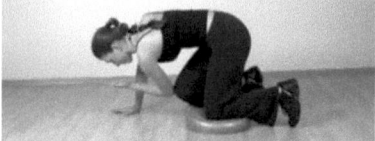

Ausführung:
Den gestreckten Arm und das gestreckte Bein so weit wie möglich heranziehen, bis sich im Idealfall rechtes Knie und linker Ellbogen unterhalb des Bauches berühren. Danach beide Extremitäten wieder bis zur Waagerechten anheben. Jeweils nach vier Wiederholungen die Seite wechseln.

Trainingsplan:
Ihr Trainingsprogramm besteht diese Woche aus den Übungen 9, 10, 6 (vgl. S. 125) und 3 (vgl. S. 121). Machen Sie von jeder dieser Übungen durchgehend so viele *Wiederholungen, wie Sie ohne Pause schaffen* (auch die letzte Wiederholung muss noch absolut korrekt sein!).

Unser Sportprogramm darf in dieser Woche ruhig etwas länger dauern. An Tagen, an denen Sie sich nach dem zweiten Durchgang noch besonders fit fühlen, schaffen Sie vielleicht sogar noch einen dritten Durchgang. Aber denken Sie daran: Sport ist nur dann *richtig dosiert, solange es uns Spaß macht!* Verlängern Sie ggf. die Pausen zwischen den einzelnen Übungen.

Tipp: Auch diese Woche sollten Sie Ihr Kräftigungstraining mit einer Entspannungsphase abschließen. Besonders viel Energie können Sie dabei auftanken, wenn Sie <u>spezifische Entspannungsmethoden</u> verwenden. Vielleicht können Sie sich noch daran erinnern, dass Seminarleiterin Beate in Kapitel 6 des Romanteiles auf mein Buch „Gelassen und fit durch den Führungsalltag" verwiesen hat. Dieses Buch enthält u. a. auch eine detaillierte Anleitung für die klassischen Entspannungstechniken Chi-Atmung, Muskelrelaxation und autogenes Training. Zahlreiche Tipps erleichtern jedermann (und Frau) das erfolgreiche und schnelle Erlernen dieser Methoden (vgl. Literaturempfehlung).

Ihr Sportprogramm für Woche 6

Haben Sie Ihr Sportprogramm regelmäßig absolviert und bei den Übungen auch die Wiederholungszahl steigern können? Super! Ist es nicht ein *fantastisches Gefühl,* wenn man spürt, wie der *ganze Körper voller Spannkraft und Elan* ist? Bleiben Sie dabei! Sport wird ab heute zu einem festen Teil Ihres Lebens werden.

Trainingsprogramm:
Da Sie mittlerweile schon sehr routiniert sind, möchte ich Ihnen für diese Woche verschiedene Varianten zur Auswahl anbieten. Absolvieren Sie mit der ausgesuchten Variante wieder zwei bis drei Durchgänge.

Variante 1
Übungen 2 (vgl. S. 119), 8 (vgl. S. 127), 4 (vgl. S. 122) und 7 (vgl. S. 126).

Variante 2
Übungen 5 (vgl. S. 124), 10 (vgl. S. 130), 6 (vgl. S. 125) und 3 (vgl. S. 121).

Variante 3
Übungen 9 (vgl. S. 129); 4 (vgl. S. 122), 8 (vgl. S. 127) und 6 (vgl. S. 125).

Variante 4
Sicher haben Sie unter den zehn vorgestellten Übungen Ihre besonderen Favoriten. Die Variante 4 besteht aus Ihren „Lieblings"-Übungen!

Tipp: Indem Sie in den kommenden Wochen jeweils eine andere Variante wählen, wird Ihr Training immer abwechslungsreich bleiben!

Wenn Sie eines Tages noch mehr für Ihre Fitness und Gesundheit tun wollen, dann empfehle ich Ihnen die Mitgliedschaft in einem *Fitness-Studio* oder in einem *Verein,* in dem Gesundheitstraining angeboten wird.

Sowohl die Vereine als auch die Fitness-Studios haben in den letzten Jahren eine enorme Wandlung vollzogen. So haben die Vereine erkannt, dass mit den klassischen Sportarten in der heutigen Zeit nur noch wenige zu motivieren sind, und bieten ein breites Spektrum an Freizeitsportarten an. Auch die Mehrzahl der Fitness-Studios haben mit dem früheren Bodybuilder-Image nichts mehr gemeinsam. Professionalität in Dienstleistung und fachlichem Know-how dominieren. Auch die meisten Physiotherapeuten mit Zusatzausbildung zum Rücken-Braining®-Seminarleiter bieten Trainingsmöglichkeiten für Gruppen an. Das Training in einer Gruppe Gleichgesinnter ist natürlich besonders motivierend.

Wie auch immer Sie sich entscheiden: Bleiben Sie ab jetzt sportlich aktiv. So werden Sie eines Tages die Erfahrung machen, dass das Lebensalter nichts mit dem biologischen Alter zu tun hat. Meine über zwanzigjährige Erfahrung im Fitness-Coaching belegt, dass sportlich aktive Menschen auch mental fit bleiben und auch noch mit über siebzig Jahren das Motto verwirklichen:

Aktiv und mittendrin im Leben!

Anhang

Rückenprobleme trotz gesunder Wirbelsäule?

**Fachbeitrag von
Dr. med. Volker Stolzenbach**

Literaturempfehlung

Kontaktadressen

Stichwortverzeichnis

Danksagung

Chronische Rückenschmerzen – gesundheitliche und volkswirtschaftliche Bedeutung

Chronische Rückenschmerzen beeinträchtigen nicht nur die Lebensqualität der Betroffenen, sie haben auch eine enorme volkswirtschaftliche Bedeutung: Sie verursachen die meisten Arbeitsunfähigkeitstage und auch die meisten Krankenhaustage. Ein großer Teil der Berufsunfähigkeitsrenten und Erwerbsunfähigkeitsrenten geht zu Lasten der Rückenerkrankungen. Allein im Zeitraum von 1998 bis 2002 sind die Arbeitsunfähigkeitstage aufgrund von Rückenschmerzen um 17% angestiegen. Mit ca. 25 Milliarden EURO sind Rückenerkrankungen in Deutschland die teuerste Krankheitsart! (Quelle: DAK Praxis + Recht 3/2003)

Dass Rückenschmerzen im Gegensatz zu vielen anderen Krankheiten in den letzten Jahren stetig zunehmen ist insofern erstaunlich, als gerade in den letzten 15 Jahren große Fortschritte in der Diagnostik (Kernspintomografie) und auch in den operativen und nichtoperativen Behandlungsmöglichkeiten gemacht wurden. Zudem erfolgten in den letzten Jahren erhebliche Verbesserungen bei den Arbeitsbedingungen, so dass auch von dieser Seite die Häufigkeit von Rückenerkrankungen eher abnehmen müsste.

Der Grund für diese Zunahme ist hauptsächlich darin zu sehen, dass „chronischer Rückenschmerz" eine grundsätzlich andere Erkrankung ist, als der „akute Rückenschmerz" und deshalb auch eine andere Behandlung erfordert. Die oben genannten Fortschritte der Medizin und der Arbeitsplatzverbesserungen betreffen die „akuten Rückenschmerzen", die wir heute tatsächlich sehr viel effektiver als früher behandeln können.

Akute Rückenschmerzen –
klare Ursache und leicht zu behandeln

Akute Rückenschmerzen haben in der Regel eine eindeutige Ursache. So ist beispielsweise der häufig vorkommende „Hexenschuss" entweder Folge einer akuten Überlastung (verheben) oder eines Verkantens von zwei Wirbeln (Blockierung). Beides lässt sich einfach erkennen und ebenso einfach behandeln: Chirotherapie, einige Tage Schmerzmedikamente, Wärme und Bewegung lassen diese Beschwerden fast immer innerhalb weniger Tage verschwinden.

Auch der Bandscheibenvorfall lässt sich heute durch die Kernspintomografie rasch und sicher erkennen. Die Behandlung ist zwar langwieriger, jedoch ist nur in 5–10% der Fälle eine Operation erforderlich. Der Schmerz wird durch den Druck der ausgetretenen Bandscheibe auf die Nervenwurzeln verursacht. Dieser Druck lässt entweder durch konservative Behandlung, das heißt Krankengymnastik und Medikamente oder durch die Operation fast immer innerhalb weniger Tage nach. Die weitere Behandlung dient vor allem der Stabilisierung und Verhinderung von Rückfällen. Obwohl damit die eigentliche Schmerzursache wieder beseitigt ist, beobachten Ärzte nach Bandscheibenvorfällen häufig die Entwicklung chronischer Rückenschmerzen.

Chronische Rückenschmerzen –
komplexe Ursachen und interdisziplinär
zu behandeln

Etwa 80% der Bevölkerung erleiden einmal im Leben akute heftige Rückenschmerzen. Bei einem Drittel der Betroffenen lassen die Schmerzen entweder gar nicht nach oder kommen in immer kürzeren Abständen wieder – sie werden chronisch. Die medizinischen Befunde (Kernspintomografie, Röntgen) dieser Patienten unterscheiden sich nicht von denen, die wieder schmerzfrei werden.

Warum bekommt nun eine so große Zahl von Patienten anhaltende Rückenschmerzen während andere bei den gleichen medizinischen Befunden keine Schmerzen haben?

Die Schmerzforschung hat uns gerade in den letzten Jahren gezeigt, dass sowohl physiologische Eigenschaften des Gehirns als auch psychologische Verhaltensmuster zur Schmerz-Chronifizierung beitragen. Jeder Vorgang im Gehirn hinterlässt Spuren, sogenannte neuronale Straßen. Je öfter ein gleicher Vorgang im Gehirn abläuft, desto tiefer wird die Spur. Dies hat zur Folge, dass der Vorgang mit jedem Mal schneller, exakter und stärker abläuft, weil er von unserem Bewusstsein nicht mehr aktiv gesteuert werden muss. Wir benutzen dieses Phänomen z. B. beim Lernen in der Schule. Auch das Autofahren wäre ohne diese eintrainierten Abläufe gar nicht möglich.

Leider hinterlässt auch der Schmerz ähnliche Spuren weshalb man auch vom sogenannten Schmerzgedächtnis spricht. Es ist inzwischen nachgewiesen, dass diese neuronalen Straßen sogar dann noch Schmerzen empfinden lassen, wenn die schmerzauslösende Ursache, z. B. der Bandscheibenvorfall, beseitigt ist. Ebenfalls zur Chronifizierung von Rückenschmerzen tragen die psychopathologischen Verhaltensmuster, die bei Rückenschmerzen oft entstehen, bei, die nachstehend aufgezeigt werden. Sie haben die fatale Eigenschaft, sich in Form eines Teufelskreises selbst zu verstärken.

- Schmerzen bei Belastung ⇨ Vermeidung von Belastung ⇨ Verlust an Muskulatur ⇨ Schmerzen schon bei geringerer Belastung
- Angst vor Schmerzen ⇨ Vermeidung von Belastung ⇨ Verlust an Muskulatur ⇨ Schmerzzunahme ⇨ Zunahme der Angst vor Schmerzen
- Schmerzen bei Belastung ⇨ Aufgabe von Beruf oder Hobbys (sozialer Rückzug) ⇨ Verlust an Muskulatur ⇨ Vermehrte Schmerzen ⇨ Weiterer Rückzug

Endprodukt dieser Abläufe sind vielfältige Veränderungen auf der körperlichen, der emotionalen und sozialen Ebene. In der Summe führen sie dazu, dass der Schmerz immer weiter „zementiert" wird: Verlust an Beweglichkeit, Koordination, Muskelkraft, Selbstwertgefühl und Zunahme an Muskelverspannungen, Verunsicherung, Angst, Depression bis hin zum sozialen Rückzug.

Diese Abläufe verursachen in Kombination mit den eingegrabenen Schmerzspuren im Gehirn die Chronifizierung des Schmerzes. **Die nunmehr chronischen Rückenschmerzen haben praktisch nichts mehr zu tun, mit der einstmaligen akuten Schmerzursache. Deshalb bedürfen chronische Schmerzen auch anderer Behandlungsstrategien als akute Rückenschmerzen!**

Ein Hauptproblem in der Behandlung der chronischen Rückenschmerzen liegt jedoch darin, dass 80% dieser Patienten von Ärzten behandelt werden, die sich auf die Behandlung von Akutpatienten verstehen. Eingehende psychologische Kenntnisse, um die negativen Verhaltensmuster zu erkennen und zu behandeln fehlen oft und selbst wenn sie vorhanden sind, reicht die Zeit in einer normalen Sprechstunde nicht aus, diese anzuwenden.

Bereits seit längerem wird von schmerztherapeutischer Seite gefordert, dass die komplexen Probleme der chronischen Rückenpatienten im Team aus Schmerztherapeut, Orthopäde, Krankengymnast und Psychotherapeut behandelt werden müssen. Nur dann sei eine anhaltend erfolgreiche Behandlung möglich. Das ist im Prinzip richtig, entspricht aber nicht der Realität. Unser derzeitiges Gesundheitssystem ermöglicht die notwendige interdisziplinäre intensive Behandlung über mehrere Wochen nicht flächendeckend. Wo sie aber in Form von speziell geförderten Studien und Projekten durchgeführt wurde, führte sie in einem hohen Prozentsatz zu sehr guten Ergebnissen.

Rehakliniken können eine solche Behandlung ebenfalls anbieten und tun dies zunehmend auch. Allerdings gehen die in der Klinik erlernten

Ansätze häufig rasch wieder verloren, weil der Patient die neuen Verhaltensweisen anschließend nicht in seine häusliche Umgebung integriert.

Aus den dargestellten Gründen profitiert somit nur ein sehr kleiner Teil der chronischen Rückenschmerzpatienten von den Erkenntnissen der modernen Schmerzforschung.

Für mich als Schmerztherapeuten war die tägliche Konfrontation mit diesem Dilemma sehr unbefriedigend, da ich meinen Patienten aufgrund der oben dargelegten Probleme nur unzureichend helfen konnte. Unser Gesundheitssystem lässt aus Kostengründen die als wirksam erkannte Behandlung praktisch nicht zu. Ich habe nach einem Weg gesucht, wie den chronischen Rückenschmerz-Patienten besser geholfen werden kann.

Der größte Teil dieser Patienten-Gruppe hat keine so schwerwiegenden Veränderungen an der Wirbelsäule, dass die Schmerzen hierdurch erklärt werden. Demzufolge müsste es diesen Patienten wesentlich besser gehen, wenn sie ihre Rückenmuskulatur stärken würden und wieder regelmäßig am sozialen Leben teilnehmen. So weit – so einfach.

Wie kann man aber als Arzt seine Patienten zu einem regelmäßigen Training bewegen und gleichzeitig dafür sorgen, dass die eingegrabenen Schmerzspuren im Gehirn gelöscht oder wenigstens abgeschwächt werden? Denn der große Aufwand der interdisziplinären Behandlung, wie beispielsweise in einer Rehaklinik, ist infolge „kranker" Kassen nur für wenige realisierbar.

Ein weiteres Problem besteht zusätzlich darin, dass Patienten, die unter starken Rückenschmerzen leiden, nur schwer zu einem regelmäßigen körperlichen Training zu bewegen sind. Denn eingegrabene Schmerzmuster haben häufig die Eigenschaft, bereits bei leichtester Belastung die neuronalen Straßen und damit den Schmerz zu aktivieren. Dies erklärt auch, warum der so oft vom Arzt ausgesprochene gut gemeinte Rat zur Sportausübung nur selten befolgt wird.

Die Lösung fand sich dann in der Zusammenarbeit mit Wolfgang Scheiber, der bereits seit Jahren in seinem Gesundheitszentrum mit dieser Patientengruppe Erfahrungen sammeln konnte.

Transfer von bereits erfolgreich getesteten Übungen

Eine Hauptproblematik der Schmerz-Chronifizierung ist, wie oben dargelegt, die Ausbildung unerwünschter neuronaler Straßen. Durch seine Tätigkeit als Referent für Persönlichkeitstraining erkannte Wolfgang Scheiber bestimmte Analogien zum Management-Training. Auch hier geht es häufig darum, unerwünschte neuronale Straßen zu neutralisieren und durch positive Verhaltens- und Denkmuster zu ersetzen. Dabei werden Übungen verwendet, die vorwiegend aus der Motivationspsychologie stammen und wissenschaftlich allgemein anerkannt sind. Es war naheliegend, diese Übungen auf das Thema „chronischer Schmerz" zu testen.

Ziel der auszuwählenden Übungen musste sein, den Rücken wieder positiv wahrzunehmen. Negative Zuordnungen wie „schmerzhaft", „schwach", „zerbrechlich" sollten durch positive Besetzungen wie beispielsweise „verlässlich", „kräftig", „belastbar" usw. ersetzt werden. Mit diesen neuen Zuordnungen können die Schmerzspuren im Gehirn abgeschwächt und durch neue positive Spuren ersetzt werden.

Natürlich waren auch an die körperlichen Übungen bestimmte Anforderungen zu stellen. Beginnend mit vorsichtigen Dehnungen und Belastungen, die eindeutig unterhalb der Schmerzgrenze liegen, sollte in der ersten Phase nur ein positives Körperwahrnehmungsgefühl entwickelt werden. Dies vermeidet weitgehend die vom Patienten gefürchtete Schmerzverstärkung und der Teilnehmer sieht schon zu Beginn, dass er kleine Schritte auf sein Ziel hin macht. Die eingefahrenen negativen Verhaltensmuster werden durchbrochen. Der Patient bewegt sich mehr, seine Muskulatur wird kräftiger, er gewinnt wieder Zutrauen zu seinem Körper und erlebt die positive soziale Wirkung einer Interessensgemeinschaft.

Wie sehen die langfristigen Erfolge dieser neuen Therapie aus?

Durch die kontinuierliche Betreuung über 6 Wochen erreicht praktisch jeder Teilnehmer erhebliche Fortschritte gegenüber seiner Ausgangssituation. Dies ist die beste Motivation, auch nach Seminar-Ende sowohl mit den mentalen Übungen, als auch mit dem körperlichen Fitness-Training weiterzumachen. Die Ergebnisse entsprechen denen von aufwändigen medizinischen Projekten.

Natürlich kann jemand, der seit Jahren unter chronischen Rückenschmerzen leidet, nach einem 6-wöchigen Rücken-Braining®-Seminar nicht dauerhaft schmerzfrei sein, sondern muss weiterhin seine Übungen absolvieren. Allerdings bestätigen auch die sehr schwer betroffenen Patienten, dass die Schmerzattacken bereits nach den sechs Seminar-Wochen nur noch in wesentlich größeren Zeitabständen kommen und deutlich geringere Intensität haben! Entscheidend ist die Tatsache, dass für die Seminarteilnehmer jetzt endlich eine erfolgversprechende Lösung ersichtlich ist. Der Patient fühlt sich nicht mehr als passives Schmerzopfer, sondern übernimmt eine aktive, eigenverantwortliche Rolle in seiner Therapie.

Speziell für die Langzeit-Erfolge, scheinen zwei Faktoren entscheidend zu sein, wie die 3-jährige Pilotphase zeigte. Zunächst einmal der Umstand, dass die Therapie Rücken-Braining® vorwiegend in der häuslichen Umgebung des Patienten stattfindet. Die im Seminar erlernten Übungen müssen durch die täglichen „Hausaufgaben" direkt in den Alltag umgesetzt werden. Dadurch sind die krankheitsverstärkenden alten Verhaltensmuster wesentlich leichter zu durchbrechen, als durch eine 3 – 4wöchige Behandlung in einer Rehaklinik.

Der meines Erachtens wichtigste Erfolgsfaktor besteht jedoch darin, dass bei Rücken-Braining®, im Unterschied zu den herkömmlichen medizinischen Maßnahmen, der Patient zur Übernahme von aktiver Eigenverant-

wortung veranlasst wird. Die erzielten Fortschritte stärken dann natürlich auch in viel höherem Maße das Selbstbewusstsein dieser Patienten;
was wiederum eine wesentliche Hilfe dabei ist, auf dem eingeschlagenen
Weg erfolgreich weiterzugehen und den chronischen Rückenschmerz
endgültig zu besiegen.

Dr. med. Volker Stolzenbach hat in Düsseldorf Humanmedizin studiert
und ist Facharzt für Orthopädie und Spezielle Schmerztherapie (Mitglied
der IGOST; Internationale Gesellschaft für orthopädische Schmerztherapie). Seit 1990 leitet er eine Praxis mit den Schwerpunkten Behandlung
von Schmerzen der Wirbelsäule und ganzheitliche Arthrose-Therapie.

Literaturempfehlung

Birkenbihl, Vera F.: *Das „neue" Stroh im Kopf?: vom Gehirn-Besitzer zum Gehirn-Benutzer.* mvg, 36. Auflage, Landsberg 2000
Allein schon die Auflagenhöhe verweist auf die Bedeutung dieses Buches. Mit faszinierenden Erkenntnissen über gehirn-gerechtes Lernen und zahlreichen Übungen präsentiert die Autorin *Infotainement* par excellence. Sehr empfehlenswert für alle, die Lernen/Lehren mit Spaß verbinden wollen.

Brody, Howard/Brody Daralyn: *Der Placebo-Effekt. Die Selbstheilungskräfte unseres Körpers.* dtv, München 2002
Das amerikanische Wissenschaftler-Ehepaar hat zahlreiche Untersuchungsergebnisse zusammengetragen, die klar belegen, dass Mental-Techniken den Gesundungsprozess enorm beeinflussen können. Ohne medizinisches Hintergrundwissen leicht zu lesen und eigentlich ein „Muss!" für alle, die aktiv auf ihre Gesundheit einwirken wollen!

Goswami, Amit: *Das Bewusste Universum: wie Bewusstsein die materielle Welt erschafft.* Lüchow; 2. Auflage. Freiburg i. Br. 1997
Der Inhalt weicht zwar weit ab vom vorstehenden Thema; dennoch ist dieses Buch in vorstehender Liste, weil der amerikanische Professor für zahlreiche Erkenntnisse der Quanten-Physik interessante Denkmodelle anbietet, die ebenfalls die Macht der Gedanken belegen.

Pert, Candace B.: *Moleküle der Gefühle. Körper, Geist und Emotionen.* rororo, Hamburg 2001
Die renommierte Wissenschaftlerin beschreibt parallel zu ihrem beruflichen Werdegang die wichtigsten Forschungsergebnisse der Psychoneuroimmunologie (PNI). Ein sehr interessantes Buch, aber ohne biologisches bzw. medizinisches Grundlagenwissen stellenweise schwer zu lesen.

Schactner, Daniel L.: *Wir sind Erinnerung. Gedächtnis und Persönlichkeit.* rororo, Hamburg 2001

Der Harvard-Professor zählt zu den bekanntesten Gedächtnisforschern der Welt und beschreibt, ganz in der Tradition der anglo-amerikanischen Fachbuchautoren, die aktuellen Forschungsergebnisse auf seinem Gebiet in spannender und leicht verständlicher Sprache. Sehr empfehlenswert.

Scheiber, Wolfgang: *Gelassen und fit durch den Führungsalltag.* redline wirtschaft; mvg, München 2003

In diesem Buch werden, neben vielen weiteren, auch die Techniken der Rücken-Braining®-Therapie detailliert beschrieben. Wenngleich der Titel aus Marketinggründen vorwiegend auf Führungskräfte ausgelegt ist, sind die Inhalte weitgehendst allgemein gehalten. Denn Stress ist ein Phänomen, von dem nahezu alle Menschen betroffen sind.

Kontaktadressen

Rücken-Braining®-Seminare
Vorliegendes Buch enthält nur einen *kleinen* Auszug des Original-Seminars. Viele Übungen bedürfen einer direkten Interaktion zwischen Seminarleiter und Teilnehmer und konnten deshalb nicht in das Buch integriert werden. Wenn Sie sich für ein „Life"-Seminar interessieren, dann sprechen Sie Ihren Physiotherapeuten oder Heilpraktiker darauf an.

Ausbildung zum *Seminarleiter/in für Rücken-Braining*®
Ausführliche Informationen zu dieser 2-tägigen Zusatzausbildung finden Sie im Internet unter *www.wsd-gmbh.de/trainerausbildung.php*
oder können direkt beim WSD Ausbildungszentrum kostenlos angefordert werden: *WSD Ausbildungszentrum GmbH, Daimlerstr. 8, 74372 Sersheim, Tel. +49(0)7042/831210, E-Mail: info@wsd-gmbh.de.*

Autorenkontakt
Fragen zum Thema bzw. Anregungen können Sie direkt an meine E-Mail-Adresse senden: *wolfgang.scheiber@wsd-gmbh.de*
Beachten Sie bitte, dass ich phasenweise während mehrerer Tage „auf Seminarreise" bin und eine Antwort sich deshalb u.U. verzögern kann.

Aero-Step-Bezugsadresse
Bezugsquellen dieses innovativen Gymnastik-Gerätes (Preis bei Redaktionsschluss des Buches: ca. 72,- €) erhalten Sie beim Hersteller:
Gebr. Obermaier oHG
Atzingerstr. 1, 83209 Prien-Bachham,
Tel. +49(0)8051-90380
E-Mail: info@togu.de

Stichwortverzeichnis

Danksagung

Wie jedes Buch, das den langen Weg zur Druckerpresse findet, konnte auch dieses Buch nur entstehen, weil zahlreiche Menschen, direkt oder indirekt, mitgewirkt haben. Angefangen von den Mitgliedern der *Sportschule Scheiber*, deren Trainingsfleiß und hoher Fitnesslevel mir immer wieder ein motivierendes Feedback für die Entwicklung der verschiedenen Trainingskonzepte brachte, bis hin zu meinen Seminarteilnehmern, die wichtige Impulse zur Perfektionierung beitragen.

Ganz besonderen Dank auch meinem außergewöhnlich engagierten Mitarbeiterteam; allen voran meine Betriebsleiterin Petra Frech, die mich nicht nur regelmäßig inspiriert, sondern mir auch den Rücken „freihält", wenn meine „Kreativ-Phasen" besonders lange anhalten. Ich weiß, es ist nicht immer einfach, einen Chef zu haben, der, kaum hat er eine Idee auf die Realisierungsschiene gebracht, Euch schon wieder mit neuen Visionen „motiviert".

Das vorliegende Buch konnte letztendlich nur entstehen, weil mich mein Freund Dr. Volker Stolzenbach bereits vor Jahren angeregt hat, das vorliegende Rücken-Braining®-Therapiekonzept zu entwickeln. Unsere inspirierenden Diskussionsnächte lassen gerade wieder ein neues Projekt entstehen.

Ebenfalls ein Dankeschön an die Mitarbeiter von BOD Books on Demand; insbesondere Frau Andrea Kock, die mir als Layout- und Lektorats-Leiterin wertvolle Tipps zur professionellen Gestaltung gegeben hat.

Vor allem möchte ich mich an dieser Stelle ganz herzlich bei Herrn Prof. Dr. Gerhard Uhlenbruck für sein Geleitwort bedanken. Ich weiß es sehr zu schätzen, dass er als international anerkannter Wissenschaftler mein

Therapie-Konzept positiv bewertet, wenngleich ich nicht verschweigen möchte, dass er als Autor zahlreicher Bücher über Aphorismen, und damit bekennender Liebhaber der deutschen Sprache, über meine kreative Wortschöpfung Rücken-Braining® alles andere als angetan war.

Last but not least auch besonderen Dank an meine Eltern, die in ihrer Erziehung viele Impulse gesetzt haben, deren positive Auswirkungen mir teilweise erst Jahrzehnte später bewusst geworden sind.